86歳の酒好き医師が教える

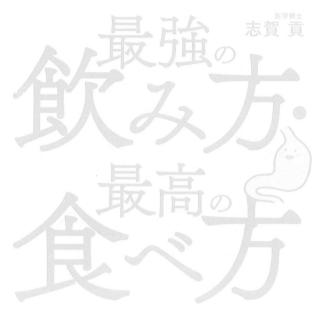

最強の飲み方・最高の食べ方

医学博士
志賀 貢

実務教育出版

はじめに

「酒に十の徳あり」
「酒は憂いの玉箒《たまばはき》」
「酒は飲んでも飲まれるな」

などなど、お酒についての名言・格言はいろいろあります。
「なるほど」とうなずいたり、ドキッとさせられたりしますが、それくらい、お酒と人間とは深い関係があるということでしょう。

お酒は人類の歴史とともに生まれたといっても過言ではありません。古今東西、どんな国でも、どんな民族でも、その営みの中にはお酒が存在しています。喜びにつけ、悲しみにつけ、私たちは生活のさまざまなシーンで、お酒と付き合っているのです。

確かに、人の心を明るくし、活力を高め、生活を楽しくしてくれるのがお酒ですが、それを医学的に証明しているのは、ほどほどの酒飲みが、まったく酒を飲まない人より、長生きするということでしょう。

「度を越さない上手な飲酒は、寿命を延ばし、心臓病の原因も少なくする」と言われます。

そのほかにも、ストレスの発散、消化液の分泌促進、善玉コレステロールの分泌促進など、体のためになる働きがいろいろあげられるのです。

実際に、酒好きで長生きした人はたくさんいます。

かつて日本一の長寿としてギネスブックにも載ったほどの、鹿児島県徳之島の泉《いずみ》重《しげ》千《ち》代《よ》さんは、121歳で亡くなるまで、焼酎を愛飲していました。

また、イギリスのスコッチ・ウイスキーの銘酒「オールド・パー」は、長寿のトーマス・パーの名にちなんでつけられたものですが、彼は80歳で初めて結婚し、一男一女をもうけたあと、122歳で再婚しました。しかも、一説では152歳まで生きたとか。酒樽から瓶に小出しにしたウイスキーをチョビチョビと楽しんでいたといいます。

何ともうらやましい「酒の達人」たちですが、実は普通の人でも、ちょっと頭を働かせれば、体を痛めず壊さずに、長く上手にお酒と付き合えるのです。

この本では、お酒に強い人と弱い人とはどこがどう違うのか、お酒に強くなれるのか、なぜタンパク質が肝臓を守るのか、酒好きにすすめたい「酒の肴」は何か、どうして朝酒は体に悪いのか、ちゃんぽんで飲むのはいけないのか、肝臓を守る4大条件とは……など、気になることを説明します。

さらに、お酒の種類に合ったおいしい飲み方や、お酒にあまり強くない人が酒席の付き合いをするにはどうしたらいいかなど、楽しいお酒の飲み方について、さまざまな角度から伝えることにしました。

もっとお酒に強くなりたい人、これからお酒に親しみたい人だけでなく、すでにある程度飲んでいる人にも、心と体の健康のために、上手なお酒との付き合い方を知っていただければ幸いです。

2023年2月

志賀　貢

はじめに 1
各章まとめ 16

第1章 世界の長寿者はなぜお酒にこだわるのか

ブルーゾーンが教える酒と長寿の秘密 22
● 長寿食の3大特徴 24
なぜ赤ワインを愛飲する人に長寿が多いのか 27
● 老化とがんを防いでくれるポリフェノール 28
泡盛が沖縄の長寿を支えている？ 29
● ワイン大国が驚く日本の酒の魅力 30
酒は「飲む」のではなく「嗜む」もの 31

● 沖縄に「酒を飲む」習慣はない　32
● 沖縄をブルーゾーンにした「食べ方」　33

日本料理は世界でいちばんバランスがとれた料理　35

● 和食における最高の飲み方　36
● 酒の肴には必ずタンパク質を　37

長寿国イタリアを支えるワインと地中海料理　38

● オリーブと「太陽の果物」トマトの底力　39
● ワインを「百薬の長」にしているイタリア人　40

浦島伝説が教えてくれること　42

●「天然の生簀」こそ長寿の秘密　42
● 新鮮な魚介をシンプルな調理法で食べる　44

酒は狭心症の救世主?　46

● ワイン好きに心臓病はいない?　47
● 狭心症の発作にアルコールが効く?　48

悪酔いする酒しない酒 49
●ジンは暑気払いの王 50
焼酎を飲んで120歳を全うした泉重千代翁 53
●焼酎が「百薬の長」であることを証明した大酒豪 53
日蓮上人は古酒を愛飲していた 55
●「人の血を絞れるが如くなる」古酒 56
下戸から酒豪に変身した横山大観 57
●真似をしてないけない酒の武者修行 58
●「無理せず適量」が永遠の鉄則 59
ビールが生み出したクレオパトラの美貌 60
●ホップが美容に効果 61
125歳まで生きたオールド・パー伝説 63
●長寿を招くウイスキー? 64

第2章

長生き飲酒と「酒の肴」の法則

「食べながら飲むと酒がまずくなる」なんて誰が言った？ 66
●酒好きは、なぜ「寿命を縮める飲み方」を好むのか 66
飲んだ酒の5分の1は胃から、残りは小腸から吸収される 68
●アルコールは胃液の分泌を盛んにする 70
●胃にやさしい食品は、肉、魚、大豆製品 71
牛の赤肉に宿る長寿パワー 72
●赤肉の驚くべき効能 72
100歳超の現役ピアニストの食習慣 76
●フィレ肉を毎日100グラム食べる 78
●意識して肉を食べるのが長寿の秘訣 80

すき焼きと日本酒――日本が世界に誇る長寿食　81
●熱燗がすき焼きのうま味を倍増　82
コスパ抜群！　寄せ鍋の効能　83
●鍋で人間の本能でもある「集団欲」を養う　85
長生き飲酒に欠かせない海の幸　86
●タウリンの多い魚介類を狙い撃ち　87
●タコとイカはとくにおすすめ　88
●イカは弱った精力を回復　88
ホタテ貝は殻付きで焼いて食べると長寿パワーに　91
●目が100以上もあるヒモ　91
●選別した稚貝はみそ汁でエキスを吸収　93
カキは亜鉛とタウリンが豊富な長寿食　94
●フランスで生食する唯一の魚介類　95
●土手鍋とフライで精気を養う　95
●爆弾揚げで若さを取り戻す　96

フグは「酒の肴」の王　97
●コラーゲン、ビタミンD、カルシウムの宝庫　98
●ふぐ料理に華を添えるヒレ酒　99
鮭は酒好きの救世主　100
●食べられないところがない魚　101
●「鮭を食べなかった日はない」と100歳長寿者　102
豚の角煮でビタミンB_1を補給　104
●脳の働きを助けるビタミンの宝庫　105
●オレイン酸が動脈硬化を予防する　106
海の珍味には命を守るエキスが満載　107
3兄弟の生死を分けた飲み方と食べ方　111

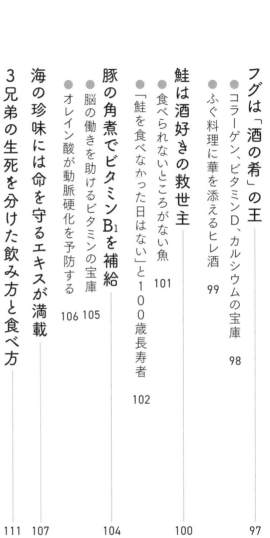

第3章

健康寿命を伸ばす最強の飲み方

満腹で酒を飲んではいけない　118
飲み方の極意はチビリチビリ　120
タンパク質は肝臓を守る最強の援軍　122
ひとり飲みでもおつまみに手を抜かない　125
ようかんもチョコレートも実は最高のおつまみ　128
顔色でわかる理想的な飲み方　130
●青くなる人は皮膚血管の反応が鈍い　132
トイレが遠くなったらその日は断酒　133
酒の適量を知る　135
●専門医が教える正しい飲み方10ヵ条　136

第4章

酔いは原始的な本能の働きを盛んにする 138
「下戸でも訓練すれば飲めるようになる」は本当か？ 140
● 大酒飲みほどアルコールの血中濃度が低い 141
● 脱水酵素は増やせないがカタラーゼは増やせる 143

医学的に正しい肝臓と膵臓の守り方

肝臓と膵臓は2大沈黙臓器 146
● 知っておきたいがんの術後生存率 147
● がんは早期発見、早期治療が最善の対策 148
粗食は肝臓を弱らせる 148
「酒を飲んだら横になれ」の真実 152
● 泥酔で寝込むのは超リスキー 153

結局、予防に勝る治療なし　154
● 肝臓を守る4大条件　155
海の幸のチカラ　157
● シジミの成分・オルニチンが肝臓に効く　158
● アサリも肝臓のサポーター　159
● タウリンは肝臓を支える超重要成分　160
● 的矢ガキで肝臓がんに耐えたある父親の話　161
良質のタンパク質にお金を惜しむな　162
● アルブミンを多く含む食品　163
● グロブリンを多く含む食品　165
レバーはレバーで守る　166
若々しさを保つアン肝のスーパーパワー　168
● 深海の魚はなぜ肝臓が大きいのか　170
脂肪肝は現代病　171

● カロリー過多が肝臓を蝕む 171
大酒飲みのヘビースモーカーは膵臓疾患にかかりやすい 174
● 初期症状は体重減少 176
● 暴飲暴食が寿命を縮める 177

第5章 酒の通説を科学する

なぜ「酒は1日1合」なのか 180
「朝寝、朝酒、朝湯で身上を潰す」 181
「ちゃんぽん」で飲むと悪酔いする？ 183
「冷や酒と親の意見は後で効く」 185
「酒に十の徳あり」 187
「回し飲み」は寿命を詰める 189

「風邪と大酒は万病のもと」をバカにしない 190
「二日酔いに迎え酒」の大嘘 192
なぜ「酔い醒めの水は酒よりうまい」のか 194
「くだらない」と酒の密なる関係 195
「酒は憂いの玉箒」 197
「酒は詩を釣る、色を釣る」 199
「酒に別腸」はない 200
「酒は飲んでも飲まれるな」 201
糖尿病には辛口のウイスキー？ 203
ナイトキャップは病気のもと？ 204
そのかすれた声は酒のせい？ 205
「一杯は人、酒を飲む　二杯は酒、酒を飲む
三杯は酒、人を飲む」 206
「酒は熱燗、肴は刺し身」とは言うけれど 207

「酒なくて何が己の桜かな」208
「ビールは太る」は本当か？ 209
「友と酒は古いほどよい」211
「御神酒上がらぬ神はない」212

■装幀／三枝未央　■本文イラスト／村山宇希　■ＤＴＰ／キャップス
■編集協力／幸運社、ＯｆｆｉｃｅＹｕｋｉ　■編集／松原健一（実務教育出版）

1 章の

ポイント

ブルーゾーン※研究でわかった酒と長寿の関係とは？

※100 歳以上の長寿者が多い5つの地域

- 長寿地域に愛飲家が多いのはなぜなのか？
- お酒は狭心症に効く？
- 焼酎を飲み続けて120 歳まで生きた泉重千代
- 下戸から酒豪になった横山大観伝説
- クレオパトラの美貌はビールのおかげ
- 152 歳まで生きたオールド・パーはスコッチを愛飲

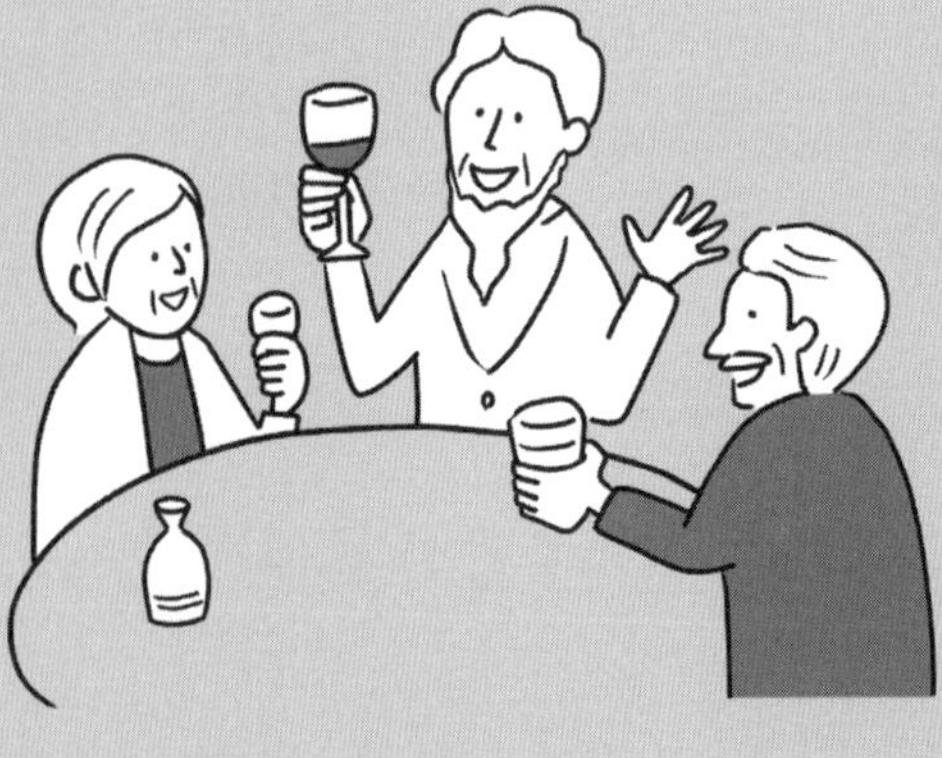

2章のポイント

わかってもいてもやめられない!?

- なぜ酒好きは寿命を縮める飲み方が好きなのか
- 食べながら飲むとお酒がまずくなる、は本当か

悪酔いしない、体にいい飲み方とは？

- 飲んだお酒のアルコールは、5分の1は胃の粘膜で吸収、残りの5分の4は小腸で吸収

▼

- 胃からの吸収をまろやかにすれば悪酔いしない

▼

- 酒の肴なくして飲むべからず！
  牛赤肉、豚肉、海の幸……美味しく飲んで長生きしたいなら、酒の肴について学べ

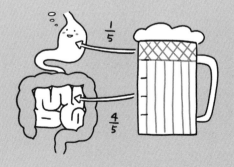

3章のポイント

長生きしたければ、食べながら飲め！

- チビリチビリ飲みが長生き飲酒の極意
- 顔色でわかる理想的な飲み方
- 飲めない人でも訓練すれば飲めるようになる、は本当か？
- 専門医が教える酒の正しい飲み方

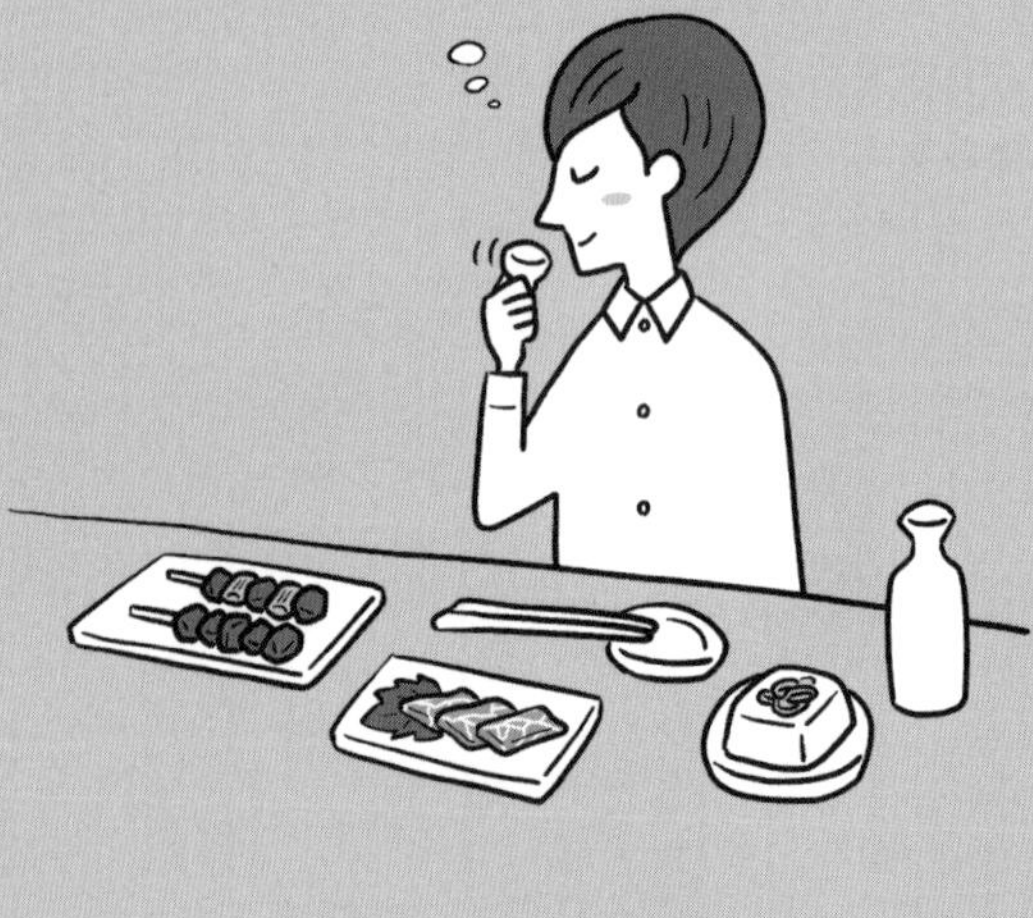

4章のポイント

肝臓と膵《すい》臓が悲鳴を上げた時にはもう遅い。アルコールに弱い「沈黙の臓器」を守る飲み方とは?

肝臓の6大機能を知る

- 糖代謝
- アミノ酸代謝
- 脂肪酸代謝
- 胆汁酸の分泌
- 解毒作用
- 免疫の中心的役割

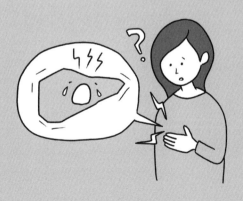

5章のポイント

酒にまつわる通説を、酒好き医師が一刀両断！

- ちゃんぽんで飲むと悪酔いする？
- 二日酔いに迎え酒は効く？
- 酔い醒めの水は、なぜ酒よりうまい？
- 酒は憂いの玉箒ってどういう意味？

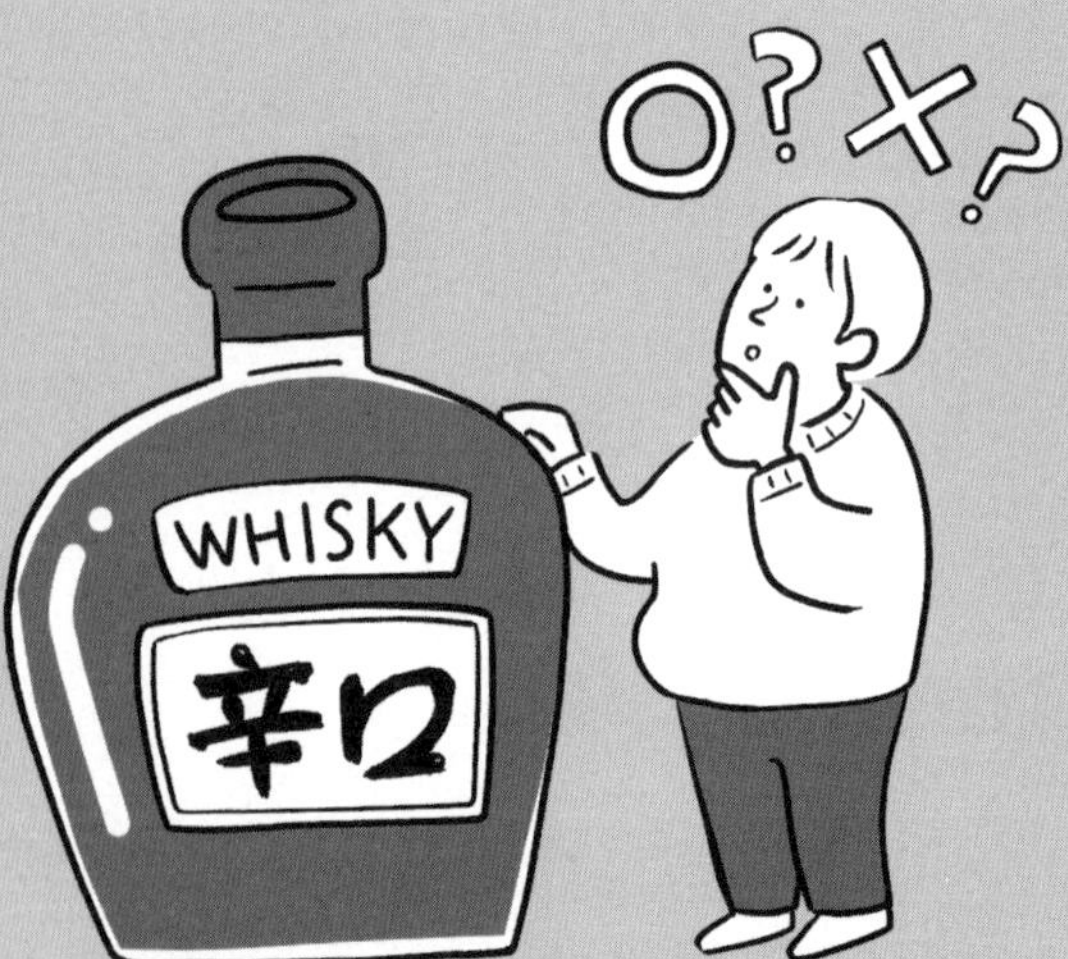

第1章

世界の長寿者はなぜお酒にこだわるのか

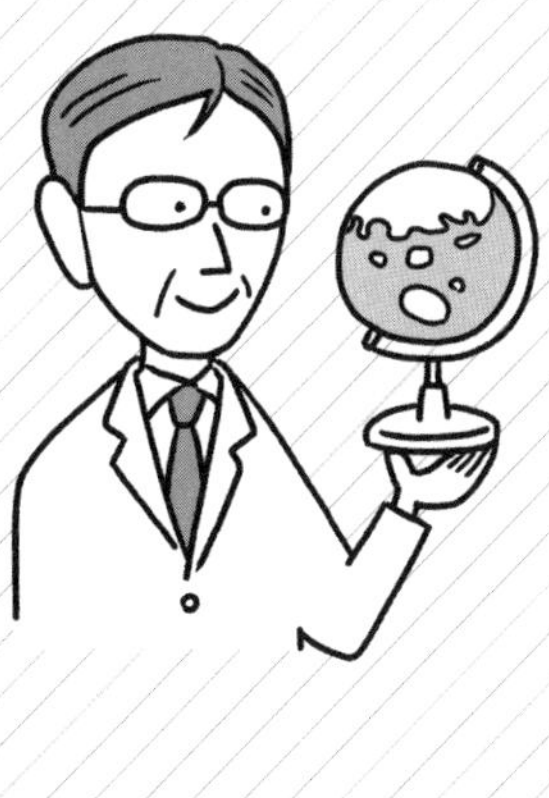

ブルーゾーンが教える酒と長寿の秘密

世界には、**100歳を超える長寿者が多い地域が5ヵ所ある**ことが、現在突き止められています。その長寿地域を、**ブルーゾーン**と呼んでいます。

調査に当たったのは、ベルギーの人口統計学者ミシェル・プーランとイタリアの疫学者で医師のジャンニ・ペスの2人でした。ブルーゾーンとは、長寿者が多いイタリアのサルデーニャ島バルバキア地方に、2人が「青色マーカー」で印をつけたことに由来します。

「日経ビジネス」電子版（2017年12月28日）のレポートによると、このバルバキア地方で1880年～1890年に生まれた人で、196人にひとりの割合で100歳を超えていたことが、後の人口動態調査で明らかになっています。

その後、もうひとり、米国の作家ダン・ベットナーが、2004年ころから「ナショナル・ジオグラフィック」誌と組んで調査、バルバキア以外に4つのブルーゾーンを発見。3人の調査記録が世界の注目を集めるようになりました。まず、その5つのブルーゾーンを書き出してみます。

● **バルバキア地方（イタリアのサルデーニャ島）**

● **ロマリンダ（米国カリフォルニア州）**

● **ニコヤ島（コスタリカ）**

● **イカリア島（ギリシャ）**

● **沖縄（日本）**

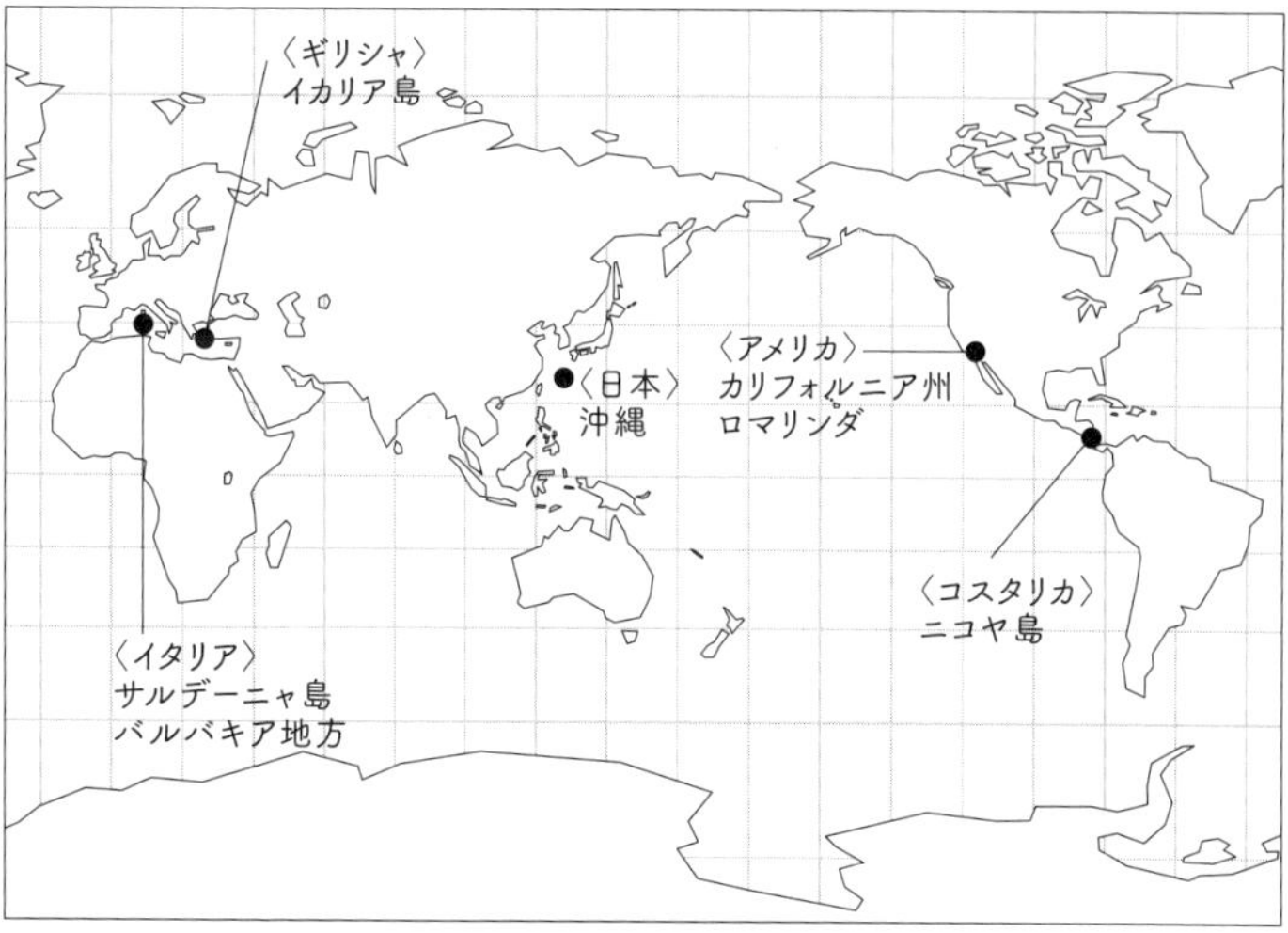

こうして眺めてみると、世界の長寿地域はヨーロッパ（ギリシャ、イタリア）、アメリカ、中南米（コスタリカ）、東洋（日本）とかなり広範囲に存在することがわかります。そして、5つの地域とも共通した3つの特徴があることが突き止められました。

それは、**気候が温暖**であること。**自然に自生する食物が豊か**であること。それに**人間関係が濃密**であることでした。そして、学者たちがさらに注目したのは、そこに住む人の**食生活**でした。

●長寿食の3大特徴

研究者たちは、長寿に役立つ9つの生活習慣をあげています。参考までに前出の日経ビジネスのレポートから引用してみます。

…………

①日常生活でよく体を動かしている、そしてそれが規則的なこと。長寿地域に住む人々は、座る時間が多い生活様式とは無縁である。

②生き甲斐があること。毎朝起きるための目的があるということ。

③ストレスが少ない。ストレスは老化とかかわるすべての病気と密接な関係にある。ブルーゾーンでは、生活のリズムの中にストレスを減らすための活動が組み込まれている。例えば地中海沿岸におけるシエスタ（昼寝）の習慣、セブンスデー・アドベンチスト派の人々の祈りの時間、沖縄の女性たちのお茶の時間など――である。

④２５００年前の中国・孔子の教えに「腹八分目」という食事に対する提言がある。これは満腹を感じるまで食べるのでなくその80％までにしなさい、という意味だ。満腹感は30分ほどかかって脳に届く。腹八分目にすることで過食を防げる。

⑤野菜中心の食事を心がけること。肉や魚、乳製品は食べてもいいが少量に抑えること。

⑥適量のお酒をたしなむ程度に飲む人は、飲まない人よりも長生きするという俗説は正しい（最近、この考えに反対する意見もあるが、ブルーゾーンの高齢者には赤ワインなどを適量飲む人が多い）。

⑦健康的な習慣を促進するような社会的グループに参加する。

⑧宗教グループの活動に参加する。孤独は死につながりやすい。お互いに助け合うコミュニティで暮らすことは大切だ。

⑨父親、母親、兄弟姉妹、祖父母等、家族間の絆が深いこと。

……………………

このうち長寿食の3大特徴を簡潔にまとめると以下のようになります。

①適量のお酒を飲む

②食事は腹八分目

③植物性の食品を多く摂取

お酒の飲み方がこの本のテーマですが、多くの人が目を見張るのは、長寿者がお酒を愛飲している点ではないでしょうか。

なぜ赤ワインを愛飲する人に長寿が多いのか

ここで赤ワインに注目してみましょう。

赤ワインにはアルコールの他にポリフェノールが含まれています。

アルコールには、血行をよくして代謝を促進し、ストレスを解消してくれる働きがあります。この複雑な人間社会の中で生きていくため、憂《う》さを晴らすためにも、お酒が絶大な力を発揮しているのは酒好きの方ならご承知のことでしょう。

その反面、お酒に頼り過ぎて、取り返しのつかないアルコールの副作用に苦しむことがあるのも、誰もが知っている通りです。

お酒は飲み方ひとつ。

「百薬の長」とも、「百毒の長」とも言われる所以です。

●老化とがんを防いでくれるポリフェノール

もうひとつの成分、**ポリフェノールの効果は、抗酸化作用**です。

私たち人類をはじめとして、生物が生きていくために絶対必要な酸素には重大な副作用があります。酸素の一部が体内に入ると、活性酸素という有害物質に変化します。この物質は血管の動脈を硬化させたり、細胞をがん化させる作用があるのです。

この**活性酸素を無害な物質に変える効果をもつのがポリフェノール**なのです。

ポリフェノールは植物性色素の一種で、地球上のほとんどすべての植物に含まれています。

その種類は多く、5000種以上あると言われ、食物の苦みや渋みの成分にもなっています。なかでも、ポリフェノールが最も多く含まれている食品は、黒ブドウから作られる赤ワインです。その他コーヒー、緑茶、紅茶、ブルーベリー、黒豆、ゴマ、ナスなどにも広く含まれています。

この**ポリフェノールが含まれる赤ワインを飲むことによって、活性酸**

素を無害化し、体の動脈硬化を防ぎ、がんの発生を抑制する効果が期待できるのです。

赤ワインを愛飲する人々が健康寿命を延ばしている事実が、その効能を雄弁に物語っていると言えるのではないでしょうか。

泡盛が沖縄の長寿を支えている？

世界のブルーゾーンに、東洋では日本の沖縄が選ばれています。

沖縄に長寿者が多いことは、すでに何十年も前から欧米の学者が注目していて、実際に研究者が調査に訪れたこともあります。

その当時から注目されているのが、食品では**豚肉、ゴーヤ、豆腐、昆布**、だったようです。

沖縄では、ゴーヤを使った「ゴーヤチャンプルー」が日常的に料理の一品として食卓に並びますが、この肉、大豆、野菜のバランスのとれた料理が、沖縄の人の健康長寿を支えてきたと、調査は結論づけたようです。

加えて、沖縄の代表的なアルコール飲料である泡盛《あわもり》にも、世界の多くの学者は深い関心を寄せています。

泡盛は、タイ米に麹の一種である黒麹を加えて発酵させた蒸留酒です。アルコール度数は30度前後。

日本人が常用している焼酎は、20〜25度前後、清酒は約22度、赤ワインの度数は12〜16度ですから、それに比べるとかなり強いお酒と言えるでしょう。

●ワイン大国が驚く日本の酒の魅力

近年フランスでは、日本酒の人気が高まり、その販売実績も右肩上がりで上昇しています。

2022年10月、パリでヨーロッパ最大級の日本酒の見本市が開かれ400種以上の日本酒が出品されました。3日間で5千人もの人が来場したそうです。

ワインと同じように、日本酒が醸造酒であることにフランス人は親しみを覚えるようで、日本酒をフランス料理にとり入れようと、さまざまな試みがなされているといいます。

泡盛についても好奇心を募らせている人が少なくないようで、泡盛の特徴である、芳醇な香りや独特な甘みに関心を寄せるソムリエたちの舌を驚かせています。

やがて、泡盛や日本酒が、フランス料理とともに食卓に並ぶ日が来るかもしれません。

酒は「飲む」のではなく「嗜む」もの

沖縄のある団体の招きで講演に出かけた時、宴会の席で、地元の長老の方々から目からウロコが落ちるようなお話を聞きました。私と同じ宴席に座っている方々は、みなさん90歳を超していました。

当時、私はまだ50そこそこでしたから、地元の方々から聞く情報は新鮮そのものでした。

●沖縄に「酒を飲む」習慣はない!?

宴もたけなわになったころ、あるひとりの高齢者が私にそっと耳打ちをしました。

「たいへんためになるお話で感銘を受けましたが、ただひとつ気になることがありました。先生はお話の中で『酒を飲む』『酒を飲む』と何度もおっしゃっていましたが、**沖縄では『酒を飲む』という習慣はないのです。酒は飲まずに『嗜《たしな》む』ものだと心得て酒と付き合っています。**ひとつ、参考にしてみてください」

東京に帰ってから、この「嗜む」という言葉が気になって仕方がなく、その語源を調べたものでした。

「嗜む」という文字は、口《クチ》へんに老という字と旨という字が組み合わさってできています。

もう少しその語源を探ってみると、口は年とともに日々利口になっていき、その賢さでもののうまみがほんとうにわかるようになる、という意味なのです。

酒を嗜むとは、酒をこよなく愛するために、どのように飲むかということを教える、酒飲みの作法とも言えます。

沖縄の人が泡盛を口にする時には、決してグラスに入ったお酒をぐい呑みしたりあおったりすることはない、といいます。また、男同士で盃《サカズキ》を「返杯《ヘンパイ》」「返杯」といって回し飲みをするようなこともしないようです。まして、命にかかわるような一気飲みはご法度です。

宴会のお膳についた時には小さなお猪口で１杯、食前酒として口に含む。それから前菜をはじめとする料理に手をつける。そして、料理が出てきた中ほどでまた１杯口にする。料理が終わった後に、最後の１杯を口にする。これが沖縄式の健康なお酒の嗜み方なのです。

宴席で紙に書いて「酒の作法」を教えてくれた先輩たちの言葉を、私はその後の講演でお酒の話をするたびに披露してきました。そして今でも、**酒は嗜み、飲むべからず**、という言葉を教訓にお酒と付き合っています。

●沖縄をブルーゾーンにした「食べ方」

泡盛とともに、理想的な食生活が沖縄を世界の５指に入る長寿地域に押し上げたことは確かです。

沖縄では、たくさんの人が集まって食事をする習慣があります。決して独りで食べない、いわゆる孤食に陥るような食生活は避けるようにしているのです。

隣近所の心が通い合った人々が、お惣菜を持ち寄って家庭的な雰囲気の宴席をよくつくります。そして泡盛を嗜み、料理に舌鼓を打ち、宴たけなわとなると三線《サンシン》に合わせて、歌と踊りが始まります。老いも若きも、その沖縄民謡に合わせて歌い踊る姿は、実に和やかで笑いが絶えず、幸福感に満ちています。

この食習慣が、沖縄の健康長寿を支えてきたのだと思います。

また、沖縄の習慣を調査した識者たちが指摘している興味深い話も無視できません。**鉄道という移動手段に恵まれなかったために、沖縄の人は、意思の伝達を足に頼り、島のすみずみまでよく歩いてきました。**その足を鍛え、歩くということが沖縄の人々の体力づくりに役立ってきたのです。そして、それが長寿につながっている、という識者たちの指摘に真摯に耳を傾けるべきでしょう。

日本料理は世界でいちばんバランスがとれた料理

日本料理は、今や世界一バランスがとれた料理と言っても過言ではありません。すばらしい料理に華を添えているのは、明治維新以降そのメニューに加わった西洋料理です。とくに肉料理が1品和食に加わって**和洋折衷の料理が生まれたことで、和食は世界一の長寿食**になったと考えられます。

なかでも、会席料理は、健康長寿を約束してくれる料理になったのではないでしょうか。

四季折々の旬の素材をあしらった前菜、椀《わん》もの（吸いもの）、向付《むこうづけ》（お刺身）、煮もの、箸休めの1品、メインディッシュの焼魚や肉料理、揚げもの、蒸しもの、ご飯、止め椀の汁もの、香のもの、果もの（水菓子）、甘味（和菓子）。

こうしてメニューを並べてみると、その栄養バランスと味覚を満足させる工夫に、日本を訪れる世界中の人が舌を巻くのも無理からぬことと言えるでしょう。

●和食における最高の飲み方

酒は熱燗、肴は刺身、酌は髱《たぼ》。

古くから言い伝えられてきたこの「酒の作法」こそ、まさに、お酒との上手な付き合い方であり、その極意です。

日本料理では、清酒と呼ばれる日本酒がよく使われますが、このお酒は、人肌にお燗（約35度）をしてから飲むのがもっとも体の臓器に相性がよいのです。熱燗（約50度）の日本酒は、胃腸にやさしくアルコールの吸収をまろやかにしてくれるからです。アルコールはまず胃で吸収され、吸収されなかった残りは腸で吸収されて肝臓に運ばれていきます。

人肌に温めたお酒は、この胃腸の粘膜に強い刺激を与えることなく、緩やかに吸収されていきます。また、熱燗は冷や酒と違って、チビリチビリとお酒を口に運ぶことになりますから、一気にあおりにくいということがあります。体にとってこれほど安全な飲み方はないのです。

●酒の肴には必ずタンパク質を

アルコールの吸収をさらにまろやかにしてくれるのが、タンパク質です。タンパク質を多く含む食品は、胃腸の粘膜を保護してくれます。

したがって、お酒のアルコールがその粘膜を直撃することがなく、ゆっくりと吸収されることになります。

タンパク質といえば、魚、肉、それに大豆製品の豆腐がすぐ頭に浮かびます。これらの食品は、お酒と相性がよいばかりではなく、その中に含まれるアミノ酸が肝臓を守る重要な働きをしています。

「酒の肴はタンパク質」という言葉は、酒好きの忘れてはいけない医学的格言でもあります。

江戸以前の日本では、欧米と違って肉食の習慣はありませんでしたから、良質なタンパク質といえば、まず魚でした。

魚といえば、酒の肴にもっとも合うのは刺身です。それを、私たちの祖先たちは経験的に知っていて、「酒は熱燗、肴は刺身」と言い伝えてきたのだと思います。

最後の髱《たぼ》は、若い女性の髪を後ろに束ねる髪型のこと。若さと美貌を象徴する言葉でもあります。

つまり、お酒は熱燗でゆっくり飲む、そしてタンパク質の刺身をつまむ、傍には若くて美しい女性が座ってお酌をしてくれる。

今の時代で言えば、気の合う仲間どうしで和気あいあいと飲むということでしょう。これだけの心遣いをもってお酒を嗜めれば、１００歳バンザイの日も夢物語ではないということでしょう。

長寿国イタリアを支えるワインと地中海料理

イタリアは、日本と並んで世界でもっとも高齢化が進んでいる国のひとつです。それを裏付けるように、世界のブルーゾーンにも２つの地域が数えられているほどです。

「なぜイタリアは長寿国なのか」という問いに対して、**「酒は赤ワイン、料理は地**

中海料理」という食生活が大きな要因であることが次第に浮き彫りになってきました。

イタリアは地中海に囲まれていて、実に多くの魚介類が料理の素材として使われています。

マグロ、メカジキ、スズキ、ヒラメ、カレイ、タイ、ホウボウ、タラ、アンコウ、シラウオ、サヨリ、タコ、イカ、イワシ、アジ、サバ、ウナギ、サーモン、ホタテ、アサリ、ムール貝、カキ、カニ、クルマエビ、ロブスター……。

まるで天然の生け簀《す》と言ってもよいくらいです。

こうして調べてみると、日本の近海で獲れる魚とあまりにもよく似ているので驚かされます。そのせいか、イタリアという国に不思議な親しみを覚えます。

● オリーブと「太陽の果物」トマトの底力

こうした素材を使った地中海料理の調味料として活躍しているのが、オリーブオイルとトマトソースです。いずれも太陽の恵みをたっぷりと含んだ植物性の食材で、健康長寿にとって理想的なものばかり。

オリーブオイルは、イタリア料理ではパスタや魚介類の鍋料理にも使われますが、この油には、**動脈硬化を防ぐ強い効果**があることがわかっています。

オリーブオイルには、一価不飽和脂肪酸（オレイン酸）が多く含まれています、また、抗酸化作用のあるポリフェノールや、リノール酸、リノレン酸、アラキジン酸などの必須脂肪酸が含まれています。

トマトには抗酸化作用がある**リコピン**という植物性の赤い色素が含まれています。この色素は、まさに太陽の贈り物で、トマトが「太陽の果物」と呼ばれている所以でもあります。

地中海料理やナポリ料理と呼ばれているイタリアの鍋料理では、魚介類や野菜がたっぷりと織り込まれ、ソースとしてオリーブオイルとトマトが主役を演じます。

●ワインを「百薬の長」にしているイタリア人

イタリアのお酒の主流は、フランスや他のヨーロッパ諸国と同様、ワインです。赤ワインと白ワインがありますが、これにリキュールなど他のお酒を加えたカクテルを作り、食欲を増進するよう多くの工夫がなされています。

たとえば、カンパリ、アマレット、アペロール、グラッパなど、地元のソムリエならすぐに区別がつくおいしいカクテルがよく飲まれています。

ここで、「酒の肴はタンパク質」という言葉を思い出してください。

アルコールの効果をまろやかにするためには、タンパク質のアミノ酸が大切なのですが、イタリア料理にもよく配慮されていることがわかります。

ワインを飲みながら魚介類を食べるイタリアでは、肉よりもむしろ魚や貝類のほうが好まれるといいます。こうしたイタリア料理は、世界の関心を集めている和食と発想が似ていることを感じます。

イタリアではワイン、日本では日本酒。そして酒の肴は両国ともタンパク質を多用します。

日本とイタリアのこうした共通点が、両国に長寿をもたらしている秘訣であることが、これでよく理解できるはずです。

浦島伝説が教えてくれること

日本も、イタリアを取り囲む地中海に負けないくらいの、天然の生け簀があります。その魚介類の豊富さには目を瞠《みは》るばかりです。なかでも、日本海に面した福井県の若狭湾はその資源に恵まれています。

●「天然の生簀」こそ長寿パワーの源

若狭湾といえば、浦島太郎の伝説が頭に浮かんできます。助けた亀に連れられて竜宮城に招待され、そこで乙姫様のおもてなし料理を毎日食べて世界一の長寿者になった話はあまりにも有名です。

実は、浦島太郎は戦前の国定教科書にも登場しています。

調べるとわかりますが、浦島伝説のゆかりの地は日本全国に150カ所以上もあります。それらを調べてみると、風光明媚な土地柄と多彩な海産物などから推測して、最も適した場所は、福井県若狭湾から京都府の丹後半島のあたり。とりわけ、若狭湾から越前にかけてのその魚介類の豊富なことに、私はますます乙姫さまの住んでいた地区がこの海域ではないかと想像を膨ませました。

ここで、若狭湾で穫れる豊富な魚介類を見ておきましょう。

・**魚類（天然）**　ブリ、（ワラサ、ハマチ）、サワラ、アカガレイ（越前がれい）、アジ、スズキ、ハタハタ、カツオ、トビウオ、サバ、キダイ、イワシ

・**魚類（養殖）**　若狭ぐじ（甘鯛）、若狭ふぐ、真鯛、鯖、マガキ

・**頭足類・軟体動物**　タコ、ホタルイカ、スルメイカ、ヤリイカ、ケンサキイカ

・**甲殻類**　ズワイガニ（雄―越前がに、雌―せいこがに）、甘エビ、越前エビ

・**海藻・貝類**　ワカメ、越前ウニ、アワビ、サザエ、天然岩ガキ、マガキ

●新鮮な魚介をシンプルな調理法で食べる

これらの食材を使った料理の特徴は、シンプルな方法で調理すること。それがもっとも健康に効果があるのです。

新鮮なうちに食材のエキスを手際よく口に運ぶ、それこそが不老長寿健康法の最大のコツでもあるわけです。

今でも若狭湾の人たちに伝統的に愛され続けている料理を紹介してみます。

・**若狭ぐじ（アカ甘鯛）の若狭焼き**……うろこを取らずに背開きにし、一塩《ひとしお》して焼き上げるシンプルな料理。皮の香ばしさ、身の甘さは絶品。

・**ゆでズワイガニ**……雄は「越前がに」といい冬の味覚の王者。雌は「せいこがに」と

呼ばれ、甲羅には外子《そとこ》、内子《うちこ》の卵がびっしり詰まっています。とくにこの外子は、ポン酢や甘酢、あるいは大根おろしとみそなどで食べます。カニの身と外子の食感は抜群。

・**若狭がれいの一夜干し**……淡塩《うすじお》をふり、一晩陰干しにして、生乾きを軽く炙《あぶ》る。若狭が、帝《みかど》に食べ物を供する御食国《みつけくに》と呼ばれた、その代表格の魚です。

・**鯖へしこ（塩、糠《ぬか》を使った保存食、伝承料理）、浜焼き鯖、鯖寿司**……鯖料理は古《いにしえ》より、これら海の幸を京都へ運んだ「鯖街道」とともに有名です。

・**鯛まま**……新鮮な鯛の刺身をご飯にのせ、熱いダシ汁をかけた茶漬け。さっぱりとした味覚が後を引き、何杯でも、また、毎日でも食べたくなる癖がつくほど旨い茶漬けです。

酒は狭心症の救世主？

お酒が動脈硬化や心臓病の予防に効果的であることは、医学的なエビデンスに基づいて認められています。

たとえば、**お酒のアルコール分は、動脈硬化を防ぐ効能があるＨＤＬを増やす働き**があります。動脈硬化に関係するコレステロールには、ＨＤＬ（ハイデンシティリポプロテイン）とＬＤＬ（ロウデンシティリポプロテイン）の2種類があります。ＨＤＬは一般的には善玉コレステロールと呼ばれています。ＬＤＬは、悪玉コレステロールとも呼ばれています。

このＬＤＬが増えすぎると血管壁にたまって過敏化脂質となり動脈硬化を起こします。

それに対して、ＨＤＬは、血管に溜まったコレステロールを除去して、血管の弾力性を保ち動脈硬化を防ぐ働きをしています。

お酒には、体に対して好ましい働きをするＨＤＬを増やす働きがあるので、結果的に動脈硬化や心臓病の予防に役立ちます。

●ワイン好きに心臓病はいない？

ワインを常用している人に心臓病が少ない――ヨーロッパでは、このことに200年前から気付いていたようです。そして多くの専門家が、アルコールは冠状動脈や心臓血管の病気を防ぐ働きをする、と指摘しているのです。

ヨーロッパでは、古くからお酒を心臓の薬として患者に与えてきた医者もいるといいます。確かに、心臓発作などの時にはお酒が役に立つことはあるようです。まず、こうした病気につきものの精神的緊張や不安をやわらげる効果が認められています。

医学的に見てみると、**アルコールには心臓が収縮する力を強め、また血液が送り出される量を増やす効果**があります。また**末梢血管を拡張する働き**もあるので、心臓の負担を軽くすると言われています。

お酒を飲むと顔が赤くなってほてりを感じる人が多いのですが、これが末梢血管が拡張されたために起こる現象です。

●狭心症の発作にアルコールが効く？

狭心症は、冠状動脈が痙攣《けいれん》して細くなることから起こる病気です。強い発作では激しい胸痛をともなう場合があります。この病気の背景には、動脈硬化症が存在することが多いのです。

昔は、アメリカやヨーロッパで、その発作予防や治療のために、アルコールが活躍した時代がありました。今では、ニトログリセリンを成分とする特効薬が開発されていますから、アルコールをその治療薬に使うことはありません。しかし、持病に気付かず山や海で倒れた時、薬がない時にはアルコールが大きな威力を発揮したこともあるようです。

たとえば発作時には、**蒸留酒（ウイスキー、ブランデー）などをシングルかダブルの量を飲ませて発作を抑えた**、という例が報告されているのです。

また、アメリカでは、発作予防のために、**動脈硬化症の患者たちに4時間おきにウイスキーをシングルやダブルの量で投与した**、という例が報告されています。

このように、人類は長い間、お酒に寄り添って病と闘ってきた歴史があるのです。

悪酔する酒しない酒

暑気払いと言えば、日本では何といってもビールがその王座を占めています。夏の盛りが近づくと、どこのビアガーデンもビールを求める客でいっぱいになり、ジョッキを片手に枝豆をつまむ姿は、今も昔も変わりません。

確かに生ビールはうまい。その喉ごしのよさは、どのお酒も及ばないかもしれません。近頃は夏だけではなく、オールシーズンを通してビールを楽しむ人が多くなっています。

馴染みのない人のほうが多いかもしれませんが、ジンというお酒をご存じでしょうか。このお酒は、オランダでは国民酒とも言われていて、暑気払いによく飲まれるといいます。まさに日本のビールに匹敵するお酒なのです。

●ジンは暑気払いの王

ジンの原料は、大麦、小麦、ライ麦、とうもろこし、じゃがいもなどです。これらを醸造してアルコール分を抽出します。それに香味成分を加えて風味を高め、お酒として常用します。

これがオランダでは古くから最高の暑気払いの飲み物として親しまれてきました。オランダが、まだ植民地をたくさん持っていた時代、オランダの人たちはもっぱらジンで暑さをしのいでいたと言われています。

例えば、植民地のジャワやスマトラでは、午前中の仕事は朝の6時から9時まで。あとはクラブあたりに出かけて行って、グイッと1杯ジンを引っかけるのが習慣になっていました。そうでもしなければ、どうにもやりきれない暑さだったようです。

また、ジンは鎮静剤の効能も持っていると信じられていて、またお茶代わりにも愛飲されていたようです。

ジンについては、面白い話題が多く、例えば「二日酔い心配無用の酒」として知られています。どのお酒がもっとも二日酔いしないか、というテーマで実験をしたオランダのライデン大学の研究によると、**ジンがもっとも悪酔いしない酒で、いちばん後を引くのはコニャック**であるとされました。このライデン大学こそが、何をかくそうジンの元祖をつくったところとされています。

17世紀、ライデン大学のシルヴィウス教授が、ジュネバ（ネズの実）を使って香りのよいアルコールをつくったのがジンのはじまりという説があります。もっとも当時は薬用として使われていたようで、人々は「お腹が痛い」といっては薬局でもらっていたそうです。

1689年、オランダから迎えられてイギリスの王位についたウイリアム3世が、故国の酒ジンをイギリス人にもなじませようとしたエピソードは有名です。税金を安くし、値段も安くしたため、労働者階級にもっぱら飲まれることになりました。

そういう彼らが、ジンに「ロイヤル・ポパティ（貧乏）」というニックネームをつけ愛飲したのです。王推奨のお酒だったからではなく、貧乏人でも飲めば王様の気分になれるからでした。今では、カクテルに欠かせないお酒として、世界で広く飲まれています。

毎年イギリスのドリンク・インターナショナルが発表している2021年版「世界のバーで人気のカクテルランキング」から、ジンカクテルのランキングをあげてみました。


第1位「**ネグローニ**」マティーニを上回り、7年連続トップの座にあります。

第2位「**ドライマティーニ**」100年以上の歴史がある格式が高いカクテルです。

第3位「**ギムレット**」ジンの王道カクテルのひとつで、19世紀に英国船の上で生まれたといいます。

第4位「**クローバークラブ**」アメリカの上流社交場で生まれたといいます。

第5位「**フレンチ75**」第1次大戦時パリで生まれ、口径が75㎜の大砲にちなんで名付けられたとか。

第6位「**ジンフィズ**」日本でも人気で、1883年アメリカのワシントンで生まれた時はウイスキーベースでしたが、1888年頃からジンカクテルとして親しまれるようになりました。

第7位「**ブランブル**」夏に人気があり、1980年英国ロンドンで生まれた甘くて口当たりのよいのが特徴です。

焼酎を飲んで120歳を全うした泉重千代翁

ギネスブックにも載った日本の１００歳長寿者、泉《いずみ》重千代《しげちよ》さんは、物心ついてから一生を終えるまで焼酎を手放さなかった、という伝説的な話が今も伝わっています。

泉重千代さんは１８６５年生まれ、１２１年後の１９８６年に亡くなりました。元気な頃は、その長寿にあやかろうと、日本だけではなく世界のメディアからリポーターがひっきりなしに訪ねてきました。

泉さんは、鹿児島県奄美諸島の徳之島に生まれました。まず、その伝えられている豪快なお酒との付き合い方を見てみましょう。

●焼酎が「百薬の長」であることを証明した大酒豪

泉さんは奄美という土地柄もあり、何を隠そう子供の頃から焼酎を嗜んでいたようです。今では、翁の長寿にあやかろうと「長寿の酒〝重千代〟」というブランドも生まれています。

泉さん宅には翁の銅像が1982年（昭和57年）の敬老の日に完成。毎日、数千人の観光客が訪れていたといいます。その人たちは翁から1杯ずつ酒をふるまわれ、「これで1年長生きできる」と言って感激していたようです。

泉翁は、お酒が入りご機嫌になると、世界最長老ののどを披露し、鹿児島おはら節や江戸末期のはやり唄を聞かせてくれることもあったといいます。

当時、テレビ取材に詰めかけていたあるディレクターの話によると、翁の加わった宴会の撮影が終わったので、スタッフは翁の体を気遣って「お開きにしよう」と言ったところ、上機嫌な翁は「朝までやれ！」と言い出しました。それにスタッフは心配して青くなったのだとか。

泉さんは、若い頃から島一番の働き者でした。そして、仕事のあとには美酒を楽しむのが習慣でした。

「酒が健康に悪いなんて考えたことはない。こんなに長生きできたのは酒のおかげと思い、神さまに感謝している」

と、これは翁が世界中から取材に訪れるマスコミの人々に自ら語っていた言葉です。

焼酎というと、アルコール度数は乙類焼酎で45度以下、甲類焼酎では36度未満。日本酒は15度前後が多く22度までとされていますし、ビールは1～20度と幅がありますが、平均5度くらいですから、焼酎はかなり強いお酒と言えます。

いくら若い時から飲みつづけていたとはいえ、１００歳を過ぎても同じペースで飲み続けたのだとすれば、肝臓をはじめ、よほど内臓が丈夫だったのだと思われます。

いずれにせよ、泉重千代さんは、「焼酎は百薬の長」の生き証人そのもの。

酒好きの人にとって、これほど心強い味方はいないでしょう。

日蓮上人は古酒を愛飲していた

こんなことわざがあります。――「酒は古酒《ふるざけ》、女は年増《としま》」。お酒は古いものが味がよく、女性は年を重ねたほうが〝情《じょう》が深い〟という意味です。こうした、古酒を好む傾向は、どうも中国の思想に大きく影響されてきたようです。

中国の老酒《ラオチュウ》は、古いものほどいいお酒とされています。中国では、古いお酒イコール味がよいとされ、今も昔も変わりなく愛されています。

日本で古酒が珍重されればじめたのは鎌倉時代からという説があります。それは日蓮宗の開祖である日蓮上人の、今も伝えられている食生活の伝説にあるようです。

日蓮上人はお酒をこよなく愛したようです。お酒を送ってくれた信者に対して、日蓮上人が書いた感謝の手紙が遺されているのです。

●「人の血を絞れるが如くなる」古酒

「干飯一斗・古酒一筒・ちまき・あうざし・たかんな方方の物送り給いて候……」とか、「人の血を絞れるが如《ごと》くなるがふるさけ《古酒》を仏・法華経にまいらせ給《たま》へる……」など「酒」に関する表現が数多くあります。

こうした手紙を見る限り、日蓮上人はお酒が本当にお好きだったようです。この手紙で、もうひとつ気がつくことは、鎌倉時代は、古くなって油のような色になったお酒が珍重されたということです。

「人の血を絞れるが如く」とはかなりオーバーな表現ですが、お酒は古くなると薄いしょうゆのように赤味を帯びることもありますから、酒好きの「お上人さま」に、善男善女が大切に貯蔵していた古酒を贈ったというのも不思議なことではありません。

それが、ただ古いということでなく、３年物や5年物のよく寝かせたお酒が好まれることになったのは、室町時代に入ってからのようです。

下戸から酒豪に変身した横山大観

日本画家として有名な横山人観《よこやまたいかん》には、「朝昼晩の主食は酒だった」という伝説が遺されています。50年間、富士山を描き続けながら、一度も登ったことがないのにあれだけの作品を遺したというのもあっぱれな話ですが、その飲みっぷりもまたあっぱれでした。

彼が飲んだのは、お酒といっても、広島の「酔心《すいしん》」一本ヤリでした。

最初のうちは、お酒と一緒に食事をしていたようですが、ごはんは半膳程度、それも次第に食べなくなり、ごはん粒だけなどという日もありました。酒の肴も、ウニ、カラスミ、メザシぐらいで、料理らしい料理はほとんど摂りませんでした。

●真似をしてはいけない酒の武者修行

そんな大観ですが、かつては下戸（お酒が飲めない体質の人のこと）だったというから驚きです。美術学校（現在の東京芸術大学）を卒業した時に父親にすすめられて、猪口《ちょこ》に2、3杯飲んだだけですぐ赤くなってしまうほど弱かったのです。

彼がお酒に強くなったのは、美術学校の助教授になった29歳の頃から。きっかけになったのは、彼の師だった岡倉天心《おかくらてんしん》（東京藝術大学の前身、東京美術学校の設立者。日本美術の保護と育成につとめた）の〝怒り〟にふれたことでした。

天心は酒豪と言われ、酒を1日2升も飲む「酒仙」とまで言われた人でした。その大先生から、ある時、「1升ぐらい飲めなくてどうする！」とどやされました。それからというもの、大観は意地で飲み始めました。

しかし、弱いものは弱い。飲んではトイレに行き、また飲んではトイレに行く。ノドに手を突っこんでは吐き、また飲んでは吐くという状態に耐えてお酒が飲めるようになったというのです。

芸術家の執念は、芸術を完成するばかりでなく、苦手な酒をも征服してしまうほどの根性があったということでしょうか。

●「無理せず適量」が永遠の鉄則

大観が「酔心」の愛飲家だというウワサを聞いた醸造元の酔心山根本店は、感激して、その後ずっと切れ目なく四斗樽の酒を送り続けたといいます。

そのお礼に毎年彼は、描いたものを1作ずつ寄贈していたのですが、それがたまりまって（30点以上）、ついには「大観記念館」が誕生することにつながりました。

彼は、病床にあってもお酒を欠かしませんでした。亡くなる4日前まで、吸い飲みで飲み続けていたと伝えられています。

晩年は、〝湯割り〟で1日7合ぐらいにおさえていたそうですが、来客があればその倍になりました。そして89歳という天寿をまっとうしたのですから、これはもう敬意を表するしかありません。

ビールが生みだしたクレオパトラの美貌

哲学者のパスカルに「クレオパトラの鼻がもうすこし低かったら、世界の歴史の局面は変わっていただろう」と言わしめた、かのエジプト女王の美貌はビールによって支えられた、という伝説が遺されています。

古代ローマの博物学者プリニウスは、その著書『博物誌』で、「エジプトの女性は、顔の手入れにビールを使っていた。ビールの泡は、一種の美顔料で顔のツヤを保つのに役立っていたらしい」

と述べています。

ビールが女性の美しさと関係があるらしいことは、次のようなことからも推測できます。たとえば、ビールをお茶がわりに飲んでいたゲルマン人の家庭では、その家の主婦がビールを醸造していたといい、いけにえの儀式にビールを捧げる時も、醸造したのは女司祭だったと伝えられています。「酒蔵は女人禁制」とされていましたが、ビールだけは別だったようです。

こんな話もあります。

北欧神話に登場するスウェーデン王アルレクの2人の妃がケンカをした時に、王は2人にビールづくり競争を命じて、おいしくつくったほうを妃としてとどめおく、というルールを言い渡しました。同じく、北欧神話に登場する神のオーディンは、戦士にビールをふるまって元気づけるよう侍女に命じています。

●ホップが美容に効果

こういった逸話とは別に、「ビールは女性を女性らしくする」という説が多く存在します。ビールの味と芳香に欠かすことのできないホップが、美容に効果があるというのです。

ドイツのビール醸造の科学者の家に住み込んでいたハウスメイドが、ある日、主人に向かって、こう言いました。

「わたし、昔ホップ園で働いていた頃に、ホップを摘み始めると、いつも決まって3日目くらいから生理が始まるんです。どうしてでしょうか」

この話を聞いた主人の科学者は、古い文献をあさって調べました。すると、女子修道院で修道女が生理不順になると、ホップを煎じて飲ませていたという記録を発見しました。そこで、知人の医者と協力して調べてみると、ホップのなかには植物性ホルモンがあって、ビールにもそれが含まれているとわかりました。

その後、長い歳月をかけて研究が進んだ結果、今ではホップにフィストロゲンという物質が存在し、これが女性ホルモンのエストロゲンとよく似た構造をしていることがつきとめられました。そして、フィストロゲンが女性の体内に入ると、エストロゲンと同じように女性の美貌を保つ働きをすることもわかりました。

また、ビールは肌を健康に保つのに必要なビタミンB_2やナイアシンを多く含んでおり、美肌効果も期待できます。つまり、ビールは、女性の美貌を支えるお酒と言うこともできるのです。

125歳まで生きたオールド・パー伝説

イギリスが誇る、世界の銘酒に「オールドパー」があります。

これは、イギリスが生んだスコッチウイスキーの代表格で、その名前は152歳まで生きたと言われるトーマス・パーにちなんでつけられました。イギリスの伝説の人「トーマス・パー」の天寿にあやかっているわけです。

その長寿を称えて、時の国王チャールズ1世に「余生を楽に送れよ」と、立派な邸宅つきで年金まで支給されたと言われています。

トーマス・パーは、お酒に関してはかなりいけたようです。酒樽から茶色いビンに小出しにしてチョビチョビやっていたようで、このビンこそが「オールドパー」ボトルのモデルと言われています。

●長寿を招くウイスキー？

オールドパーは、度数が40度ありますからかなり強い酒ですが、バーなどでは常連客が好んでキープするボトルでもあり、いまもなお日本で人気のある洋酒のひとつと言えるでしょう。

飲み方は、さまざまですがストレートやロックで飲む人が多いようです。また、ソーダで割ってハイボールで楽しんでいる人もいます。ただ、度数が高いので深酒は厳禁。飲む時はおつまみを忘れないようにしたいものです。

いずれにしても、伝説とはいえこのウイスキーを、１５２年間の人生を楽しむために飲み続けた人がいるのです。それを考えると、不老長寿のお酒として、価値は相当高いと言わなければなりません。

長寿者「トーマス・パー」にあやかって「百薬の長」にしたい魅力にあふれたウイスキー。上手に付き合ってください。

第2章

長生き飲酒と「酒の肴」の法則

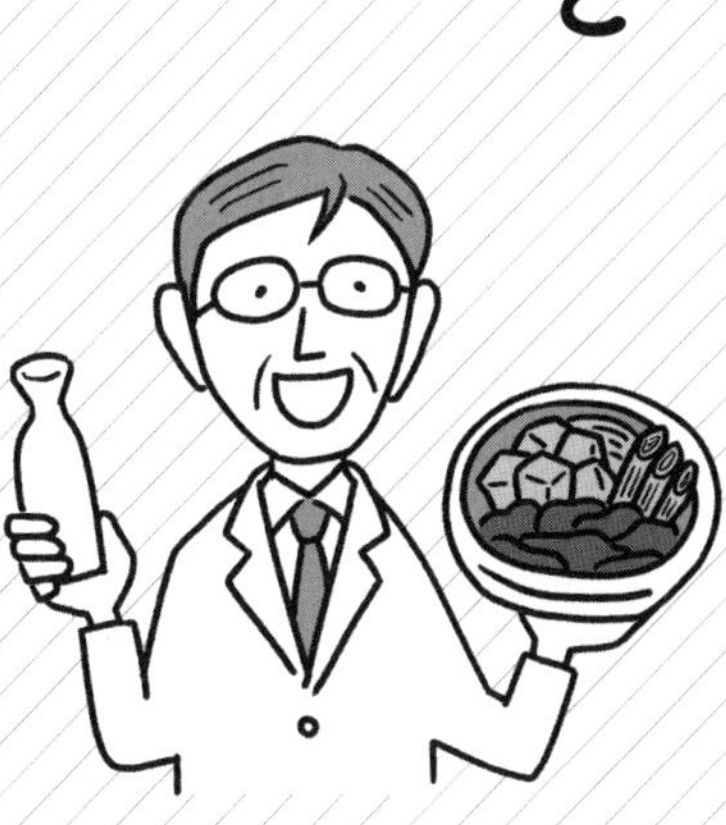

「食べながら飲むと酒がまずくなる」なんて誰が言った?

酒は、食べながら飲む。これは医学的に見た飲酒の鉄則です。

お酒が好きな人はおつまみに関心がない人が多い。これは昔から知られる酒好きの生態と言えばいいでしょうか。

なぜ、おつまみを口に入れないでお酒を飲むのか、と酒好きに問えば、ほとんどが
「酒がまずくなる」と答えます。

「酒のほんとうのうま味を味わうためには、余計なものを口にせず、酒だけを飲むのがいちばん」

という考えをがんこに守っている人が少なくないのです。

●酒好きは、なぜ「寿命を縮める飲み方」を好むのか

Aさんは、61歳という若さで人生を終えましたが、もう少し上手にお酒と付き合えば長生きしたかもしれません。

彼は、若い頃からビール党でした。朝起きると、まずビールを1本（大びん、約4合）飲みます。おつまみは食べません。そして昼食もまたビールです。それでも、お腹が空いた時は、季節の漬物をつまみにしました。そして仕事から帰った夜はビールで晩酌。たまには、すき焼きの鍋を家族で囲むことがありますが、30グラムくらいの牛肉を1枚食べると、あとはビールを大びんで2本、空けます。それ以上飲むこともよくありました。

こうして数十年、ビールと付き合ってきましたが、晩年に食道がんを発症し、それに栄養失調症が加わり、闘病生活に耐えることはできませんでした。

Bさんは勤務医でしたが、60代でアルコール中毒にかかり退職しました。

彼の診察机の中には、いつもポテトチップスが引き出しの中を埋め尽くしていたそうです。

ある時、お酒の匂いをプンプンさせて急患を診たことが発覚して、それ以降、アルコールをやめるか医者をやめるか、という瀬戸際に追い込まれました。月に一度はアルコール中毒の激しい症状が現れます。とくに夜間、せん妄状態（注意力や思考力が減退して、時間や場所などが急にわからなくなる症状）と胃腸障害が現れて食事が摂れなくなってしまいました。

彼もまたビール党で、家の茶の間には缶ビールが山のように積み上げてあったといいます。

こうした私の身近な知人を例にあげてみてもわかるように、お酒を主食代わりにして浴びるように飲んでいると、体が悲鳴をあげて思わぬ大病が忍び込んできます。

こうした悲劇を生まないためにも、お酒は食べながら飲む、という習慣を身につけなければなりません。

飲んだ酒の5分の1は胃から残りは小腸から吸収される

意外と知られていませんが、飲んだお酒のアルコールの吸収には不思議な特徴があります。

胃は食物を消化する部分です。胃で消化された食物は小腸に入ってから吸収されます。ところが、**アルコールは特殊な性質を持っていて、5分の1（20％）は胃の粘膜から吸収され、残りの5分の4（80％）は小腸から吸収される**のです。

このことをしっかり覚えて酒を飲むべきです。**大量にお酒を飲むと、アルコールが体内に入っていくスピードがどんどん速くなります**。

お酒には功罪両方の働きがあります。体にとってよくない作用を抑えて、よい働きを引き出すためには、胃からの吸収をまろやかにする必要があります。

お酒であれ、食べ物であれ、胃に物が入ると胃液が分泌されます。その成分は塩酸およびペプシンという強い酸性の物質です。下手をすると、この２つの成分が食べ物だけではなく、胃の粘膜を消化してしまい、胃潰瘍や胃炎などを発生させる原因にもなりま す。そこへ、アルコールという化学物質が参加するわけですから、胃の粘膜には想像以上に大きな負担がかかります。

●アルコールは胃液の分泌を盛んにする

アルコールには、胃液の分泌を盛んにする働きがあることも忘れてはいけません。大量にお酒を飲むと胃液がさらに増えることになり、それが胸やけなどを発生させることは、酒好きであれば経験的に知っているでしょう。

したがって、胃を健康に保つためには、暴飲暴食せずに時間をかけてゆっくりと飲み食いすることが大切です。わかっていてもできないのが酒好きの習性でもありますが、本当に肝に命じてほしいと思います。

これから、胃のとっておきの大好物をご紹介します。とくにお酒の好きな人にはぜひ食べてほしい食品ばかりです。

長生きしたければ、こうした**医学的エビデンスがはっきりとした食品を口にして飲酒を楽しむ**ようにしなければなりません。

●胃にやさしい食品は、魚、肉、大豆製品

酒好きがいちばん気をつけたいのは、**食道や胃の粘膜の保護**です。

まずは、浴びるようにお酒を毎日飲みつづけると胃腸がどうなるのかについて説明します。

食物を運ぶ食道や、食道と胃をつなぐ噴門部、胃そのものの粘膜にまず炎症が起こり始めます。さらに炎症が進行すると胃の出口の幽門部、そこから先の十二指腸に炎症が及ぶこともあります。これを防ぐためにもお酒を飲む時にタンパク質がたっぷりと含まれた食品を摂ることが大切なのです。

タンパク質は消化管の表面をやさしく覆って、粘膜へ強い刺激が加わらないようにしてくれます。

豆腐や納豆、おから、油揚、がんもどき、ゆば、高野豆腐などの大豆製品、牛肉、豚肉、鶏肉、羊肉などの肉類、それに四季折々に獲れる魚介類。

良質なタンパク質としては、これらの食品が最適ということになります。

酒の肴としてこれらの食材をしっかりと摂ること。これが長生きにつながる飲み方の

鉄則です。

牛の赤肉に宿る長寿パワー

ついついお酒が主食になりかねない人は、今日から食生活の改善を図ってみましょう。難しい栄養学を学ぶ余裕のない方は、まず、牛肉の赤身を意識的に食べるように心がけるといいでしょう。

●赤肉の驚くべき成分とは？

ここで牛肉の赤身に含まれる栄養素を列挙してみましょう。

肩ロースやフィレ肉など、いわゆる牛肉の赤身の部分には、次のような成分が多く含まれています。

①９つの必須アミノ酸すべて

必須アミノ酸とは、私たちが生きていくために欠かすことができないアミノ酸のことで、９種類あります。

イソロイシン、ロイシン、リジン、メチオニン、フェニルアラニン、トレオニン、トリプトファン、バリン、そしてヒスチジンです。

牛肉の赤身には、これらのアミノ酸がすべて含まれています。

②ミネラルの亜鉛

亜鉛は体のすべての酵素の成分ですから、極めて重要なミネラルです。

③酵素のエラスターゼ

この酵素は血管の汚れを落とし、弾力性を保つ働きがあり、若さを維持するために役立ちます。

④タンパク質に類似のタウリン

心臓や肝臓を支えるタウリンが魚介類に負けないぐらい多く含まれています。

⑤筋肉を強くする栄養素のカルニチン

⑥肌を守るビタミンB_6、貧血を予防するビタミンB_{12}

⑦タンパク質

牛肉の成分を調べてみると、構成成分が私たち人間の体の成分とよく似ていることがわかります。とくにタンパク質の含有量が、牛肉は100グラムあたり19グラムも入っています。

私たちは1日約55~65グラムのタンパク質を摂ることが必要だとされています。牛肉には相当量のタンパク質が含まれていますから、たとえば赤身のヒレ肉を1日300グラム食べると、その必要量を満たすことになります。これで牛肉の赤肉が、いかに栄養に富んでいるかおわかりでしょう。

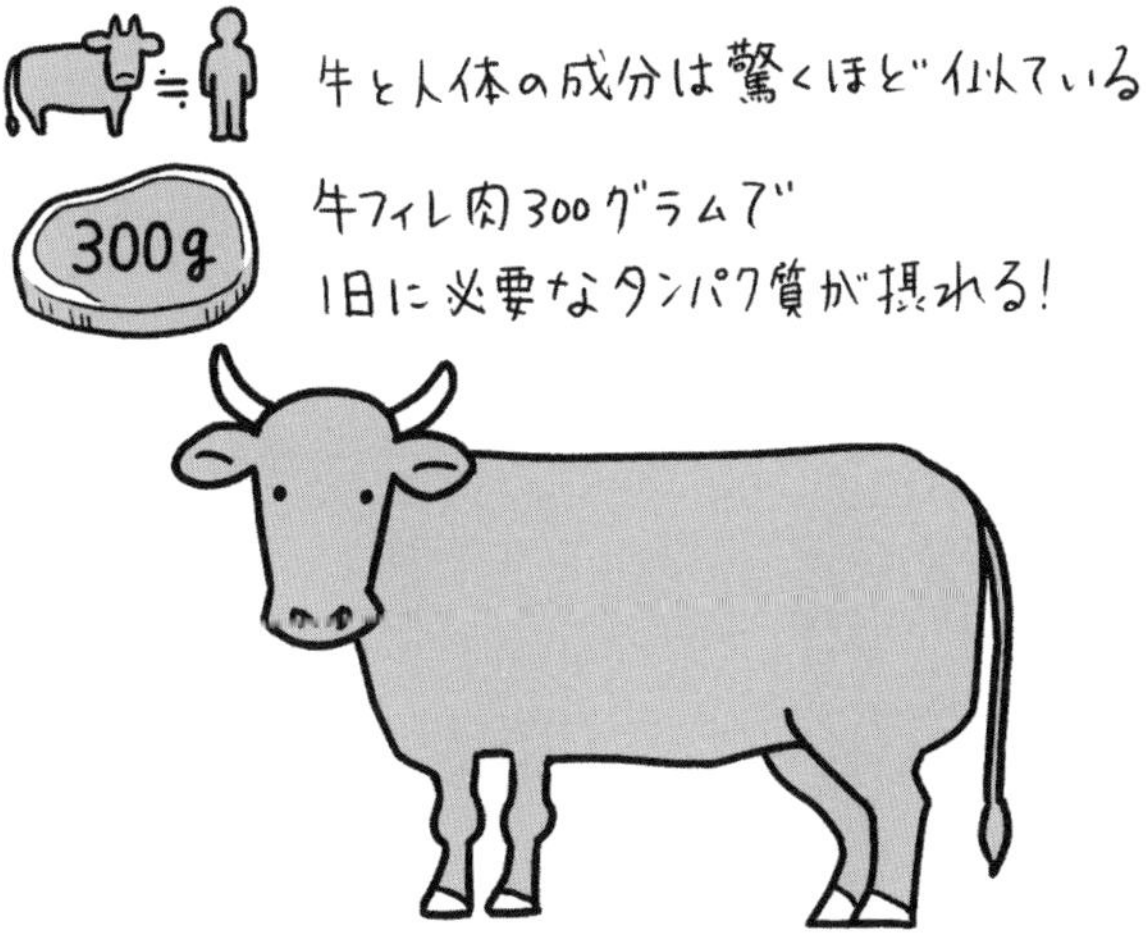
牛と人体の成分は驚くほど似ている
300g
牛フィレ肉300グラムで
1日に必要なタンパク質が摂れる！

1　9つの必須アミノ酸すべてが含まれている

2　酵素の成分となる亜鉛が豊富

3　結果の汚れを落とす酵素エラスターゼが豊富

4　心臓や肝臓を支えるタウリンが豊富

5　筋肉を強くする栄養素・カルニチンが豊富

6　肌を守るビタミンB6（6は小さく）、貧血予防のビタミンB_{12}が豊富

7　タンパク質の含有量が多い（100グラムあたり19グラム）

愛飲家の弱点は、お酒で満腹感を味わっていながら栄養不足になりがちということろです。日本人の成人男子では、基礎代謝量が1500〜1800キロカロリー必要です。日中働いている時は2000キロカロリー以上のエネルギーを摂取する必要があります。

アルコールは1グラムあたり約7キロカロリーのエネルギーを生みますが、お酒だけで必要なカロリーは補いきれません。

まず、お酒を飲んだら赤肉を食べて、体に必要なタンパク質とエネルギーを補充することを忘れないようにしたいものです。

100歳超の現役ピアニストの食習慣

ドイツと言えばビールとソーセージ、それにポテト料理がよく知られています。太さが3センチ以上もあるフランクフルトソーセージは、ドイツの名物料理と言ってよいでしょう。

ドイツに留学した私の友人は、このソーセージやポテト料理をつまみながら、よくビールで乾杯をして仲間とのコミュニケーションを図ったそうです。

もちろん、牛肉もディナーの食卓に並ぶことはありますが、肉と言えばほとんどが豚肉です。骨付きの肉をかじりながら、ジョッキのビールを飲むのがいかにも豪快で、留学のさみしさをまぎらわすのに一役買ってくれたそうです。


数年前になりますが、あるピアニストの食生活が紹介されて話題になりました。

１００歳を超えてなお現役ピアニストである室井摩耶子《むろいまやこ》さん（１９２１年生まれ）は、１９５６年、35歳の時にドイツのベルリン音楽大学に留学し、のちにドイツを中心に世界13カ国で演奏活動を続けるまでになった人ですが、そのきっかけは著名なピアニストでもあったヴィルヘルム・ケンプ教授の元でレッスンに励んだことでした。レッスン仲間にはピアニストを目指す地元の学生たちもいました。

当時、室井さんには、仲間たちにどうしても敵わないと思うことがありました。ピアノに向かうパワーと集中力でした。楽器の演奏も最後は体力勝負。相当の体力をつけていないと、ピアノを弾きこなすことはできません。

室井さんが練習に疲れ果て、へとへとになっているのを横目で見ながら、レッスンに励んでいる仲間たちの姿を見ていると、そのパワーがどこから生まれてくるのか不思議でなりませんでした。

半年、1年と一緒にレッスンを受けていて、ようやく気づいたことがありました。食欲です。

レッスン後、一緒にディナーを食べていると、彼女たちは肉もソーセージも室井さんの倍以上は食べます。こうでなくては、いくら技術を学んでも、ピアノのシンフォニーを何十分も最後まで弾きこなすことは容易ではないことがわかりました。そこで室井さんも彼女たちを真似て肉を食べるようにしました。与えてくれるエネルギーが段違いに違うことがわかったからです。

●フィレ肉を毎日100グラム食べる

室井さんが帰国したのは1980年ですが、ドイツで習慣になった肉食は以後も欠かさず続けています。昼か夜に、野菜とともに毎日100グラムのフィレ肉を食べ続け、現役のピアニストを続けながら100歳を超えてなおも元気な姿が、多くのメディアで紹介されたのを私も目にして、大きくうなずいたものでした。

そんな室井さんのインタビュー記事（「婦人公論.jp」2021年10月2日）から、室井さんの言葉を引用したいと思います。

「食生活もそう。ドイツで私はすっかり肉食人種になりました。それも、フィレ肉のステーキがいちばん。お金がない頃は安いスープ用のすね肉でもいいかと思ったけれど、フィレ肉は与えてくれるエネルギーが段違いとわかってからは、多少お金はかかっても良質なフィレ肉を食べるようにしています。

今も午前に2時間、夕食後に2~3時間ピアノの練習をしますが、「夏だからさっぱり和食でも」と思ってお肉を食べないと、集中力が1時間と持ちません。でもお肉を食べれば、2時間でも3時間でも集中して弾き続けられます。

お昼か夕食に、野菜の付け合わせとともに100グラムの牛フィレステーキをいただくのが、毎日の定番です。まあ暗示という面も大きいのかもしれないけれど、これで100歳まで元気でやってこれたのだから、私の体には合っていたということなの……でしょうね」

●意識して肉を食べるのが長寿の秘訣

日本では、牛肉といえばサシの入ったサーロインが代表的ですが、外国では脂肪分が少ないので保存しやすいフィレやももなどの赤肉が好まれるようです。

オーストラリアやニュージーランドでは、牛は広い牧場で放牧され、自然にまかせて育てるのが主流で、日本のように飼育のエサに細やかな気配りをしない分、肉そのものには野性味が強くなります。この赤肉を使って、ローストビーフやスモークの保存食を作って食卓を飾るのです。

ともかく、肉はスタミナをつけるのに即効性があることを肉好きの人はよく知っています。大病をした後などにビーフシチューなどを積極的に食べると、病後の回復が順調になることは、医療に携わる者ならよく知っているのではないでしょうか。

年を取っても肉を意識的に食べているほうが健康長寿を保つことができる。このことを知っておいてほしいと思います。

すき焼きと日本酒――日本が世界に誇る長寿食

和食はいまや健康食として世界的に有名ですが、日本発祥の肉料理もまた世界で知らない人がいないくらい有名になりました。

「すき焼き」です。「ＳＵＫＩＹＡＫＩ《スキヤキ》」という歌がアメリカで大ヒットしたことがきっかけになったようです。かつて、日本のポップス界で有名だった坂本九《さかもときゅう》さんが歌った「上を向いて歩こう」という歌が「スキヤキ」というタイトルに変わって、アメリカで大旋風を巻き起こしたことはよく知られています。

もちろん、歌の貢献度は高かったかもしれませんが、「すき焼き」が世界の人々の口に合った、すばらしい料理であったという点がその根底にあると思われます。

すき焼きは、四季の野菜の春菊、長ネギ、椎茸、エノキ茸、それに豆腐、しらたきなどの日本料理の素材に牛肉が加わった、まさに**和洋折衷の傑作の鍋**です。日本人好みであり、また、外国人好みでもあり、世界に通用する一流の鍋料理に名を連ねるようになったのは、偶然ではないでしょう。

●熱燗がすき焼きのうま味を倍増

すき焼きには、何といっても日本酒がいちばん合います。冷《ひや》でよし、熱燗でもよし。

お酒は鍋料理の味を引き立ててくれる立役者でもあります。食前酒でまず1杯、料理が進んだところでまた1杯、そして食後にもう1杯。ほどほどの酒量を守れば、すき焼きはさらにうま味を増すことでしょう。

日本酒のアルコール度数は、だいたい15~22度くらいですが、このアルコールが胃の分泌を盛んにしてくれます。

肉料理は多少消化に胃の負担がかかりますから、肉の入らない他の日本料理に比べるとお酒は少し控えたほうがよいと思います。

ただし、すでに説明したように、お酒のアルコールの20%は胃から吸収されますから、すき焼きのうま味に惹かれてピッチを上げると、ついつい酒量がすすみ、酔いが速くなるかもしれません。気をつけてください。

コスパ抜群！　寄せ鍋の効能

お酒には体によいさまざまな効能があります。

たとえば、ストレスの発散、消化液の分泌促進、それに第1章でも説明した善玉コレステロールの分泌促進、また、体に必要な熱量を確保する手助けにもなります。

日本酒を５合飲めば約９００キロカロリー、芋焼酎で５合飲めば約１３００キロカロリーの熱量になります。しかし、こうして計算してみてもわかる通り、お酒だけでは生命活動を維持するための熱量はとても補充しきれません。

そこで庶民の味方をして登場するのが**「寄せ鍋」**です。

冷蔵庫の中に残っている具材を鍋に入れただけで、十分に熱量と栄養素が補給できる優れものです。何を食べようかとお酒のおつまみに苦労している時には、この寄せ鍋を思い出してください。

寄せ鍋は北から南まで細長い日本列島では、四季折々の特色のある具材が用意できます。地方によって、いろいろな寄せ鍋が作れると思いますが、その代表的な鍋をご紹介してみましょう。

〈鍋に入れる代表的な具材〉

白菜
エノキ
椎茸
長ネギ
ニンジン
豆腐
しらたき
魚や肉のつみれ
かまぼこ
鶏肉

タラなど白身の魚
ホタテ
小エビ（ゆでエビ）

出汁の鍋にこれらの具材を入れて、味は醤油、お酒などで好みの味に仕上げます。ひとり鍋もよし、数人で囲むもよし、これほど手軽に作れる栄養たっぷりの料理はありません。

●鍋で人間の本能でもある集団欲を養う

次にすすめたいのは**キムチ鍋**です。とくに少人数のパーティーにはこのキムチ鍋が手軽に作れて重宝します。

私の知人に、小さなパーティーを取り仕切る名人がいました。仲間が集まるので顔を見せてくれないか、と月に一度は連絡がありました。医者としてではなく、私のもうひとつのライフワークとしているマスコミ関係の仕事の古い付き合いなので、いつも快く出席したものでした。

その時のテーブルに並ぶ料理は、いつもキムチ鍋でした。知人自らが鍋奉行をつとめ、集まった7、8人にでき上がった鍋とお酒をふるまいます。その手際のよさにはいつも舌を巻いたものでした。

キムチ鍋といっても、特別にむずかしい料理の腕が必要なわけではなさそうでした。野菜、肉、豆腐など、具材はほとんど寄せ鍋と変わりませんが、最後にキムチで味を整えるのがポイントでした。

鍋が終わるとカラオケで盛り上がります。そして三々五々にみな帰路につきます。集まった人たちは、いつもそのキムチ鍋に大満足して帰って行くのです。

長生き飲酒に欠かせない海の幸

日本人は欧米人に比べ、免疫細胞であるキラーT細胞を数倍も多く持っていることが突き止められています（科学雑誌『Communications Biology』オンライン版2021年

12月2日。掲載された理科学研究所の論文による)。

しかしながら、免疫細胞を強くするためには、栄養をしっかりと摂らなければなりません。

海と山に囲まれている日本列島は、その食材を調達する上で恵まれています。親潮と黒潮によって回遊してくる魚も多く、4シーズンを通じて新鮮な魚介類を食卓に並べることができます。それが、私たちの体の免疫力を保つために、おおいに役立っていると考えられます。

●タウリンの多い魚介類を狙い撃ち

とくにお酒と相性のよい食材について説明したいと思います。

タウリンはアミノ酸によく似ている成分ですが、実は臓器に多量に含まれています。心臓、眼、肝臓、腎臓、卵巣などはタウリンが不足するとたちまち調子が崩れます。

海に生息する魚介類も人間と同じ生物ですから、多量にタウリンを含んでいるのです。

●タコとイカはとくにおすすめ

酒好きにとくにすすめたいのは、**タコとイカ**です。この2品は、最も手に入りやすく、また調理も簡単ですから、酒の肴として非常に好ましい健康食品と言えます。

イカとタコには、大きな特徴があります。

それは、**心臓が3つ!**もあることです。この心臓が海水から酸素をとり入れ、海中を自由自在に活発に動き回ります。その生命力にぜひあやかってください。それに、この2つの食品はタンパク質が非常に豊かです。また生命活動に必要不可欠なタウリンを多く含んでいます。

酒好きの長寿を守るためには、願ってもない食材ということになります。

熱燗よし、焼酎よし、またビールとも相性のよい肴ですから、忘れずに食卓に載せるようにしたいものです。

●イカは酒で弱った精力を回復

「酒豪と精力絶倫とは両立しない」というのは医学的常識です。

お酒を飲むと、どうしても性欲が薄れます。少量の酒は、性欲を高める効果がありますが、酒量が増えると弱くなります。

こうした時に、その弱った精力を回復させるのにイカは効果的です。それは、性ホルモンの原料となるコレステロールがイカの成分に多く含まれているからです。とくに、イカを干して作ったスルメは、コレステロールの含有量が食品の中でもトップクラスです。ですから、精力が落ちないようにするためには、酒のつまみに炙ったスルメを割《さ》いて食べることは極めて有効です。

とにかく、イカは酒好きの食欲と性欲の２大本能を維持するために役立つ食品です。

そこで、イカを使った料理をあげてみます。

①イカそうめん　獲れたてのイカを細切りにして醤油とワサビで食べます。

②イカの沖漬け　獲れたてのイカを１杯丸ごと塩辛に。

③イカ墨のパスタ　イカの黒い墨をソース代りにして作るパスタ。抜群の味わい。

④イカ飯　イカの中に、もち米を入れて蒸し上げます。コメにイカの味がしみて美味になります。

⑤イカ明太子　明太子に生のイカを漬けたもの。おつまみに最適。

⑥ゲソのにぎり　味付けしたイカの足をにぎり寿司に。

⑦イカの一夜干し　獲れたてのイカを、１日天日と寒風にさらし、干し、火に炙って食べます。

⑧炙りスルメ　スルメをさっと火に炙って食べます。最高の精力絶倫食です。

ホタテ貝は殻付きで焼いて食べると長寿パワーに

ホタテ貝の貝柱の分厚いところを刺身にして、熱燗で一杯やるのも最高ですが、酒好きにすすめたい食べ方は、まるごと炭火などで焼き、貝のすべての部分を食べることです。これがホタテ貝の生命力をすべて吸収する食べ方。

北海道はホタテの水揚げ量日本一で、養殖も盛んです。最盛期にはホタテ貝に含まれるタウリンの含有量がピークに達します。その値は、魚介類の中でもトップクラスです。

それともうひとつ、ホタテ貝で見逃せない特徴があります。

●目が１００以上もあるヒモ

二枚貝のホタテ貝の殻を開けてみるとわかりますが、長いヒモ状の内臓が貝の縁を彩るようについています。その部分を高齢者にはなぜ食べてほしいと思います。

このヒモの部分には、視覚細胞が約100個も付いています。この、他の動物の目に相当する組織が、海底での光を察知して、自分の身を守るために役立つのです。

タウリンと100個の目

、こんなパワフルな貝の成分を酒の肴として活用しない手はありません。

今では、スーパーなどでも殻付きのホタテ貝を手に入れることができるようになりました。また、冷凍技術が進んできているので、獲れたての貝を産地から直送してもらうこともできます。

ともかくホタテ貝は刺身として生で食べてよし、貝ごと焼いてよく火を通して食べてよし、イカやタコと並んでこれほど**老化防止に効果**のある食材は、他に見当たりません。

私は北国の育ちで、ホタテ貝の料理を随分食べさせられた記憶があります。北国の天然のホタテ貝は、貝柱が大きく肉厚です。

この部分は活きのいいうちに刺身で食べるのが一番うまいと思いますが、生ものが苦手な人はフライパンでバター焼きにして食べるという手もあります。

刺身は熱燗で、バター焼きは生ビールで。調理によって飲むお酒の種類を変えると、貝そのものの味も引き立ちます。

●選別した稚貝はみそ汁でエキスを吸収

もうひとつ、ホタテ料理で忘れてはならないものがあります。

それは貝の大きさが直径数センチの**稚貝のみそ汁**です。

稚貝の中には、将来大きく育つことが望めない貝があります。その選別をした小さな貝をみそ汁に仕立てて飲むのです。

調理は極めて簡単で、砂を吐かせた稚貝をみそ汁にして、最後にネギなどを加えてひと煮立ちさせていただきます。

このみそ汁の味は最高です。貝のうま味がたっぷりと汁の中ににじみ出てきますから、アサリやシジミなどに負けないくらいのコクがあります。

このように、ホタテ貝は、捨てるところがありません。その生命のエキスを吸収すると健康寿命を保つために非常に役立ちます。

カキは亜鉛とタウリン豊富な長寿食

生ガキは、栄養価が高いことで知られています。とくにミネラルの亜鉛とタウリンを多く含んでいます。

私たちの体は、この亜鉛が不足すると、生命活動を維持することが困難になります。人体では約2000種以上の酵素が活躍しています。

よく知られている酵素には、ジアスターゼ、アミラーゼなどの消化酵素があります。その他、口から摂り入れた食物をエネルギーに変えるために、タンパク代謝、脂肪代謝、それに糖代謝など、体内でさまざま化学反応が円滑に行われるためには、いろいろな酵素が必要なのです。

酵素の原料のひとつとして、ミネラルの亜鉛は欠かせない重要成分です。加齢とともに体内の新陳代謝が少しずつ弱ってくる傾向がありますが、それを防ぐためにも亜鉛は積極的に摂らなければなりません。

●フランスで生食する唯一の魚介類

日本では、いろいろな魚介類を生食する食習慣がありますが、欧米では、ほとんどの魚介類が火を通して食されます。その中で唯一、生食として人気があるのが生ガキです。ヨーロッパに旅行した人は、カキのシーズンになると驚くほど大きなカキを食べている姿に接することがあると思います。

また、フランスでは、カキが性的パワーを増強すると密かに信じられています。カキに多く含まれている亜鉛は、「セックスミネラル」と呼ばれることもあり、性に対して強い影響力をもっているからです。

ぜひ、フランス式カキ料理を見倣ってください。性的なパワーを墓場に入るまで維持する気構えを持つことが不老長寿の底力にもなるのです。

●土手鍋とフライで精気を養う

カキ料理としていちばん親しまれているのは、土手鍋とカキフライでしょうか。

土手鍋は土鍋のふちに味噌を厚く塗り、それに出汁と生ガキを入れ煮立てます。ほどよく火が通ったところで食べますが、土鍋の内側に塗りつけた味噌とカキが調和して、どんなお酒にも合う一品に仕上がります。

また、カキフライは、家庭料理の定番のひとつになっていますから、カキの中にグリコーゲンが最も増える時期に、揚げたてのフライにして食べると精気がみなぎるはずです。

●爆弾揚げで若さを取り戻す

日本橋の浜町界隈で、カキ料理で酒好きの人によく知られた小料理屋があります。その店の名物料理が、カキの爆弾揚げです。

幾つかの大きなカキを合わせて油でフライにします。素人が挑戦してもなかなか上手くはいかないようですが、でき上がったフライは、爆弾のように迫力満点です。確かに今にも爆発しそうな気配を皿の上で漂わせます。

この爆弾をお目当てに店に通う、通の人が後を絶たないとも言われています。

ビールにも熱燗にも合います。酒をチビリチビリやりながらカキの塊を2つも食べれば、満足感が心にも胃にも広がることでしょう。

家庭では、爆弾料理は難しいかもしれませんが、小ぶりのカキは、ひとつではなく2つ3つ重ねて揚げる技術を身につけると、食卓を囲む家族の間から、そのうま味に歓声が上がるはずです。ぜひ試してみてほしいと思います。

フグは「酒の肴」の王

冬期間にトラフグを使って調理するフグ料理は万人の口に合う料理だと思いますが、酒好きにぜひ、食べてほしい酒の肴の王様でもあります。高価な食材なので懐具合と応相談ですが、栄養価抜群の肴として覚えておいてください。

フグ料理のコースは、てっさ（刺身）に始まり、フグ雑炊に終わるのが一般的なコースですが、どの一品も珍味揃いで舌鼓を打つ人が多いのではないかと思います。

フグの栄養価は、あの淡白な味からは想像がつかないくらい豊かです。その中に含まれる栄養素を列挙してみましょう。

●コラーゲン、ビタミンD、カルシウムの宝庫

タウリン、亜鉛、カルシウム、ビタミンD、マグネシウム、鉄分、ビタミンB6、コラーゲン。

なかでも**コラーゲンが非常に多く、骨を丈夫にするビタミンD、カルシウムなども入っていますから、中高年以上の酒好きの体を守るためには、なかなかの優れもの**と言えます。

料理の最初に出てくる、突き出しのフグの煮こごりは熱燗によく合います。次はてっさ。薄造りの刺身は飲むスピードを上げてしまいそうです。細切りのフグの皮、これも珍味のひとつ。

その次に出てくるのは、から揚げ、または焼きフグ、あるいは特別メニューでフグの白子が出る場合もあります。

そして、てっちり。骨付きの魚肉には、コラーゲンがたっぷりで上質のタンパク質を

摂取することができます。このコラーゲンはビタミンB_6とともに美容効果もあります。最後は、雑炊。この中にもフグのエキスがたっぷりと含まれ、コラーゲンも含まれる、雑炊として最高級の一品ということになるでしょう。

●フグ料理に華をそえるヒレ酒

ヒレ酒は板前さんの腕に頼るのがいちばん無難で、おいしいお酒に仕上がると思います。

どのようにして調理されるのか、簡単に説明しておきます。

熱く温めた肉厚の湯のみ茶碗に、適度に炙った乾燥したフグのヒレを2、3枚入れます。そこに80度以上にお燗した日本酒を注ぎ、湯のみ茶碗にふたをします。1分ほどしたらふたを開けて、ライターなどで火をつけます。青白い炎がパッと燃え上がった瞬間ふたをします。それから中のヒレを取り出し、そのまま飲みます。

家庭でうまいヒレ酒を作るのは大変かもしれませんが、フグ料理を食べる時には、このヒレ酒をぜひメニューに加えたいものです。

フグ料理は一度食べるとクセになり、また食べたくなります。それは、体がフグのエキスを欲しているからにほかなりません。

晩秋から、トラフグはうまくなり始めます。今では、結構手軽に食べられる小料理屋が暖簾をはっていますから、健康寿命を延ばすためにも、ぜひフグ料理を口にしたいものです。

鮭は酒好きの救世主

数多い魚の中でも、鮭ほど私たちの食生活に深い関わり合いをもつ魚はないと思います。和食の朝ごはんにも弁当にも鮭は定番。コンビニなどでは、今でも鮭弁当の人気は抜群で、最初に品切れになるほどだと聞いたことがあります。

私は、北海道の知床半島で生まれ育ちましたが、毎日の食卓から鮭が姿を消すことはありませんでした。

銀鮭、トキシラズ、カラフトマス、マスノスケなどいろいろな鮭の種類を味わってき

郵便はがき

料金受取人払郵便

新宿局承認

608

差出有効期間
２０２４年９月
30日まで

１６３-８７９１

９９９

（受取人）

日本郵便 新宿郵便局
郵便私書箱第330号

（株）実務教育出版

愛読者係行

フリガナ お名前		年齢　　歳 性別　　男・女	
ご住所	〒		
電話番号	携帯・自宅・勤務先　　（　　）		
メールアドレス			
ご職業	1. 会社員 2. 経営者 3. 公務員 4. 教員・研究者 5. コンサルタント 6. 学生 7. 主婦 8. 自由業 9. 自営業 10. その他（　　）		
勤務先・学校名		所属（役職）または学年	
今後、この読書カードにご記載いただいたあなたのメールアドレス宛に 実務教育出版からご案内をお送りしてもよろしいでしょうか			はい・いいえ

毎月抽選で５名の方に「図書カード１０００円」プレゼント！

尚、当選発表は商品の発送をもって代えさせていただきますのでご了承ください。
この読者カードは、当社出版物の企画の参考にさせていただくものであり、その目的以外には使用いたしません。

■愛読者カード

ご購入いただいた本のタイトルをお書きください】

タイトル

愛読ありがとうございます。
後の出版の参考にさせていただきたいので、ぜひご意見・ご感想をお聞かせください。
お、ご感想を広告等、書籍の PR に使わせていただく場合がございます（個人情報は除きます）。

……………………………該当する項目を○で囲んでください……………………………

本書へのご感想をお聞かせください

内容について	a. とても良い	b. 良い	c. 普通	d. 良くない
わかりやすさについて	a. とても良い	b. 良い	c. 普通	d. 良くない
装幀について	a. とても良い	b. 良い	c. 普通	d. 良くない
定価について	a. 高い	b. ちょうどいい	c. 安い	
本の重さについて	a. 重い	b. ちょうどいい	c. 軽い	
本の大きさについて	a. 大きい	b. ちょうどいい	c. 小さい	

本書を購入された決め手は何ですか

. 著者　b. タイトル　c. 値段　d. 内容　e. その他（　　　　　　　　　　）

本書へのご感想・改善点をお聞かせください

本書をお知りになったきっかけをお聞かせください

. 新聞広告　b. インターネット　c. 店頭（書店名：　　　　　　　　）
. 人からすすめられて　e. 著者の SNS　f. 書評　g. セミナー・研修
. その他（　　　　　　　　　　　　　　）

本書以外で最近お読みになった本を教えてください

今後、どのような本をお読みになりたいですか（著者、テーマなど）

協力ありがとうございました。

ましたが、その食習慣は今でも消えることはなく、私の朝食には鮭の焼き魚が必ず1品加わります。

●食べられないところがない魚

鮭は、1尾のうち「捨てるところがない」と言われるくらい、ほとんどすべて食用にされます。

氷頭《ひず》と呼ばれる鼻の軟骨から始まり、頭部、背中の肉やハラスと呼ばれる腹部の肉、それにメフンと呼ばれる鮭の背骨に付着している血腸《ちわた》を使って作る塩辛（アイヌ語で腎臓を意味する「メフル」に由来する）、さらに心臓や胃袋、白子、筋子など、すべて副食品や珍味として調理されます。

鮭のどの部分も超一級品として多くの日本人に好まれています。

長らく旅館をやっていた私の両親は、鮭が獲れる最盛期には、この鮭を使った飯寿司《いずし》を大きな樽で作るのに、よく夜なべをしていました。

それをそばで見ていましたから、今でもデパ地下やスーパーで飯寿司を見つけると、すぐに手に入れて、私の舌が覚えている知床地方の飯寿司と比べるクセがついています。両親の作った鮭の飯寿司は最高でした。冬になると、宴会の客で旅館は賑わっていましたが、名物料理はこの飯寿司でした。

漁師町で、宴会の客はほとんどが漁業に関係している人ばかりなのですが、それでも我が家の飯寿司は特別うまいと言われて、なかには、このひと皿のアンコールを所望する人が出るくらいでした。

●「鮭を食べなかった日はない」と100歳長寿者

私の郷里で100歳まで生きた人の食生活を尋ねてみると、判で押したように**「鮭を食べなかった日はない」**という答えが返ってきます。

知床の沿岸で定置網の漁場の親方を長年やってきた地元のある人などは、「100歳になるまで、物心がついてから1日たりとも食卓から鮭が消えることはなかった」と言います。

朝は炉端で串に刺した鮭を焼いて熱々の状態で食べる。昼も鮭の醤油漬けや山漬けと言われる塩をふった鮭を食べる。そして夜は、鮭の飯寿司で晩酌をやる。

この食習慣を休むことなく守って、気が付いたら１００歳になっていた。これといった持病もなく、頭もしっかりしていて、まだまだ長生きしそうだ、と後輩の漁師たちの羨望の的になっているそうです。

近頃では、千島列島の遠洋で獲れる紅鮭を飯寿司にしたものを、首都圏でも時々見かけるようになりました。すぐ売り切れてしまうところをみると、北国だけではなく、日本列島に住むすべての人が鮭に強い愛着をもっているのではないかと思わされます。

私は、郷里の長寿者にあやかって、鮭を意識的に毎日食べるようにしています。

珍味の氷頭《ひず》、それにメスの鮭の恵みのイクラは、何度食べてもうまいし、飽きることがありません。熱燗よし、ビールよし。この生きる歓びを与えてくれる自然の恵みを忘れないようにしたいものです。

豚の角煮でビタミンB_1を補給

お酒の好きな人は、淡白な酒の肴を好む傾向があります。

たとえば、フランス料理、ステーキやハンバーガーを酒の肴に、熱燗の日本酒を飲むというのはどうにも組み合わせが悪い。もちろん、ワインやビール、カクテルなど料理に合わせてお酒を選べばいいのですが、酒好きには頑固なこだわりがあるもの。

私の知っている40代の女性は、毎日焼酎をご主人と飲むそうですが、その肴といえば実に淡白そのものです。冷奴に鰹節をのせ、あるいは、納豆を食べながら焼酎のお湯割りをコップで、2、3杯あおってから寝るそうです。

まだ若いので、この程度でも健康被害は起こらないかもしれませんが、**歳をとっても粗食でお酒を飲み続けると栄養障害を起こすリスク**が高まります。

こってりとしたソースの利いた肉料理は確かに日本酒や焼酎には合わないかもしれません。

では、豚肉の角煮はいかがでしょうか。あの三枚肉をよく煮込んだ角煮は、肉の部分も脂肪の部分も非常にあっさりしていて、少なくとも生ビールのおつまみとしては最高ではないかと思います。

●脳の働きを助けるビタミンの宝庫

豚の角煮の栄養面を考えてみますと、酒好きの体を守る栄養素がたっぷりと含まれています。そのひとつが**ビタミンB1です。その量は牛肉や他の食肉に比べて5～10倍もあります。**

ビタミンB1は、体を丈夫で長持ちさせるために必要不可欠な栄養素です。

体の中で、炭水化物のブドウ糖を燃焼させてエネルギーに変える時には、その補助的な酵素（これを補酵素と呼んでいます）の役割を果たしています。

ブドウ糖は、とくに脳の唯一のエネルギー源ですから、ビタミンB1が不足するとたちまち脳の働きが低下してきます。

それだけではありません。ビタミンB1不足が進むと、体の筋肉や神経すべてに悪影響を及ぼします。そして、昔からよく知られている脚気《かっけ》にかかります。

江戸時代には、「江戸患《わずら》い」といって、白米ばかりを食べている人がビタミンB_1不足に陥り、この脚気にかかったと伝えられています。病状が進むと脚気衝心《かっけしょうしん》といって心臓の筋肉が麻痺して亡くなる人も多かったようです。

「今どき、脚気などにかかる人はいないのではないか」と多くの人は思うでしょうが、油断はできません。粗食が続き、とくに若い世代の人に、体のだるさを訴え、頭の働きが鈍く、仕事が手につかない、という脚気様《かっけよう》症候群の患者がいまも一定数います。ビタミンB_1の不足が続いていることが原因です。

●オレイン酸が動脈硬化を予防する

確かに、「酒の肴は刺身」と言われるように、日本近海で獲れる旬の魚は、おいしくて栄養たっぷりです。しかし、時には肉食を思い出してください。

豚肉のもうひとつの働きは、血管の動脈硬化を防ぎ、老化を遅らせる働きがあることです。

豚肉には、不飽和脂肪酸のオレイン酸が含まれています。この脂肪酸は、コレステロールが増えることを抑える働きがありますから、動脈硬化の予防に大きな力を発揮します。

豚バラのあの白い脂肪が実はなかなかの優れもので、不老長寿に一役も二役も買っているのです。

この本では何度も「**酒の肴はタンパク質**」という言葉を繰り返していますが、そのタンパク質と同時に、良質の脂肪とビタミンB_1を摂ることは、不老長寿を目指すために必要不可決な食事術とも言えるのです。

豚の角煮を肴にビールで乾杯、そんな習慣をつけたいものです。

海の珍味には命を守るエキスが満載

海に囲まれた日本では、魚介類の中に実に多くの珍味があって、私たちの舌を楽しませてくれますが、酒好きの健康を守る食材の宝庫でもあります。

①白子ポン酢

白子は、北の代表格の魚であるマダラの精巣の部分です。あの白い色をしたブドウ状の白子は、まさにタンパク質の塊と言っていいくらい、アミノ酸がたっぷりと詰まっています。

獲れたての新鮮な白子は、さっとお湯で湯がき、冷やしたものにポン酢をかけて食べます。お好みで唐辛子などをかけて食べるのも通の食べ方です。

栄養価が高いのに低カロリーで脂肪は少なく、タンパク質が多いのが特徴です。また、カリウム、リンなどのミネラルが多く、ビタミンB_{12}を多く含んでいます。とくにタンパク質が不足しがちな酔客には打ってつけの珍味でしょう。

②白子の天ぷら

白子は天ぷらにするとまた違った味覚が楽しめます。新鮮な白子を塩水でよく洗ってざるで水を切り、片栗粉をまぶして揚げます。揚げる時間が料理のポイントで、1～2分加熱します。揚げすぎると白子が爆発してしまうので要注意です。白子ポン酢とはまた違った味わいがあり、ビールや洋酒によく合います。

③白子のみそ汁

白子のみそ汁は、もっともタラの獲れる時期に北国の家庭の食卓に並ぶ定番料理のひとつです。私も子供の頃、このみそ汁をよく飲まされました。タンパク質が多いので、成長期の子供にいいのはもちろん、肝臓を守るためにも役立ちます。

④ナマコの三杯酢

ナマコと言えば、そのグロテスクな姿に顔をしかめる人がいるかもしれませんが、栄養価は高く、珍味の中でもトップクラスと言えるものです。

食べ方は簡単で、内臓を取り出したナマコを、よく塩でもみ洗いをしてから輪切りにして三杯酢で少し寝かせてから食べます。

ナマコ本体の90％以上は水分ですが、栄養素については約55％がタンパク質で、人体に必要な必須アミノ酸がたくさん含まれています。その他、コラーゲン、ナトリウム、カリウム、マグネシウム、カルシウム、ビタミンK、ビタミンB_2、ビタミンB_{12}、コンドロイチン、サポニン、ヨウ素、パントテン酸、ナイアシン、鉄分も含まれています。

古くから中国では「海《はい》参《しえん》（干ナマコ、海の朝鮮人参）」と呼ばれ、滋養強壮に効く漢方薬として用いられてきました。

ナマコには50種類にも及ぶ栄養素が含まれていることがわかっています。酒好きにとって**ナマコは、「海の黒ダイヤ」**と呼んでもいいくらいの貴重品なのです。

とくに、**アミノ酸が多いことから考えると、これほど酒好きの体調維持に貢献する肴はないかもしれません。**

⑤その他の注目したい食材

海産物には、酒好きの体を守るための有効成分を含んだ珍味が目白押しです。

飲み会などで、居酒屋や小料理店などに、次のようなメニューがあったら積極的に食べるようにしたいものです。

- **あん肝**
- **ホヤ**

- カラスミ
- 生ウニ
- 数の子
- 筋子
- 明太子
- 小鯛の笹漬け
- 小鯵の唐揚げ
- フグの焼き白子

3兄弟の生死を分けた飲み方と食べ方

私の父は男の３人兄弟ですが、３人には共通した環境と食生活の特徴がありました。

第１は、３人とも、第２次世界大戦に召兵され、生死の境をさまよう境遇で生き延びてきたこと。

3兄弟の長男である私の父は南方のティモール島に派兵されました。日本からの船団はほとんどが撃沈され、父が乗った輸送船だけがフィリピンを経てティモール島に着いたといいます。毎日、頭上を敵機が飛び交い、高射砲隊の一員だった父は、いつも死を覚悟していたそうです。

次男のおじは、呉の軍港に派遣され、人間魚雷の訓練に明け暮れ、運よく出撃命令から免れ、終戦まで生き延びました。

三男のおじは、中国に出兵。終戦後、シベリア抑留を免れて帰国しました。郷里に帰ってもマラリアで苦しみ、同じように発病した父と一緒にマラリアの特効薬キニーネを飲んで高熱にうなされている姿を、子供ながらに心配して見守っていたことを今でもよく覚えています。

2つ目の共通点は、3人とも酒をよく飲み、かなりの酒豪だったという点です。晩酌はほとんどが日本酒で、冷や酒をコップでよくあおっていました。

父は母に気遣ってか一升瓶をロッカーに隠していて、時々コップに入れては茶の間で飲み、寝転んでいる様子をよく見ました。

さて、酒の肴ですが、長男である父は、何でも肴にして食べていました。もちろん肴は生まれ故郷の知床の海で獲れる、サケ、ソイ、イシモチカレイ、マガレイ、宗八《そうはち》ガレイ、それにオヒョウなど、刺身や焼き魚で三度三度食べていました。

当時の羅臼町の沖合では、畳1枚の大きさの100キロにも及ぶオヒョウが釣れました。このオヒョウを捌いて雪の中に入れておくと、天然の冷凍庫に入れたようにいつまでも鮮度が落ちません。

このオヒョウは私も焼き魚でよく食べさせてもらいました。皮と身の間の柔らかい脂ののった部分が大変おいしくて、上品な風味と味は今も忘れることができません。

また父は、牛肉も好きでした。上京してくると肉料理をはじめ、フグ料理やマグロ、ブリ、アンコウなどを食べる食通の一面を持っていました。

次男のおじは、しばらく故郷に戻ってから、青春時代を戦下で過ごした土地に縁があって、山口に移り住みました。

土地の名物であった和牛を好物にしていましたが、知床の海の味が忘れられないようで、宗八《そうはち》ガレイの干物と、乾燥と塩漬けを繰り返して作る鮭の山漬けが大好物で、10

0歳近くになってても郷里の親戚から送ってもらってよく食べていました。

三男のおじは、家での食事では魚なしでは満足できないほどの魚好き。とくに、カレイの干し魚が朝食のおかずの定番でした。

一方、町役場に長く奉職していたこともあって、来町する客や地元の会合などでの宴席が多く、小さな町では知らない人がいないくらい有名な〝宴会部長〟でした。

宴会のお膳を前に座ると、箸を割らずにひたすら酒の盃を口に運びます。料理には一切、手をつけません。御膳の料理は、隣の席の人に分けてしまうのです。

私は、三男のおじからマンドリンの手ほどきを受けています。それが、今日の私の音楽やもの書きの道を開いてくれるきっかけになったと思います。おじは多彩な才能に恵まれた人で、ギターや大正琴を弾き、若い頃はバンドも結成していました。また、詩を書き、書も得意で、水彩画もよく描いていました。今でも私の診療所に、その1枚が飾ってあります。


さて、3人の兄弟は、どのようにして一生を終えていったでしょうか。

最初に、私の病院で治療を受けることになったのは父でした。94歳の時に脳梗塞で一生を終えました。

70代の頃の父のレントゲン写真を撮って、私は驚いたことがあります。60代の人でも及ばないほどの、若々しい骨格をしていたからです。

大酒飲みではありましたが、魚と肉を十分に摂取していたことが長生きにつながったのではないかと思います。

父の次に亡くなったのは三男のおじでした。おじは普段は元気そうに見えました。雪のシーズンになると、80代でも家の前の道路で除雪ができるほど足腰がしっかりしていました。

90を過ぎた時、突然病に倒れました。肝臓疾患でした。その知らせを受けた時、私は直感的に偏食気味の食生活に問題があったのではないかと思い、医者として何のアドバイスもできなかったことを悔やみました。

札幌の病院に運ばれた時、腕のいい主治医がついているから、絶対、郷里の知床の羅臼に帰れる、と励ましました。すでに言葉が出なくなっていたおじは、どのように思って聞いていたのか、と思うと今も胸が痛みます。

次男のおじは、１０１歳で召されました。その報せを受けた時、我が一族でもついに１００歳の長寿者が出たのかと思うと、悲しみの反面、その長寿に拍手を送りたい気持ちも湧いてきました。

生まれ故郷の大好物の魚を食べ、そして牛肉を食べて一生を全うしたのです。何の悔いもない一生だったに違いありません。

私が敢えて恥をさらして親族の一生を語ったのは、やはりお酒は「百薬の長」と言いますけれど、お酒といっしょに肴を積極的に食べることの大切さを伝えたかったからです。

第3章

健康寿命を延ばす最強の飲み方

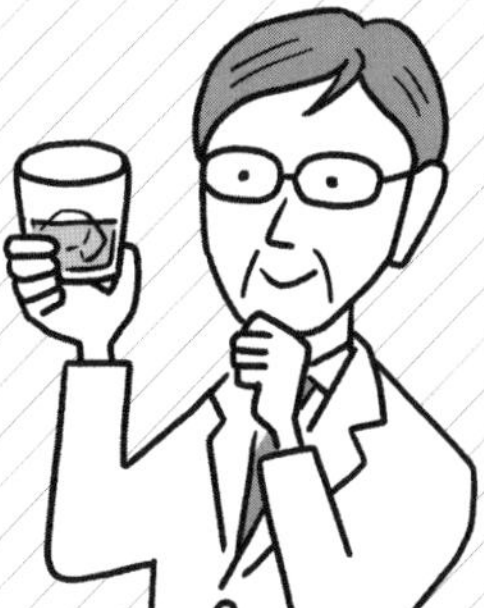

満腹で酒を飲んではいけない

食べながら飲むか、飲みながら食べるか――と酒好きに問えば、「むろん飲むのが先、食べるのは後だよ」という人がほとんどかもしれません。しかし、私は、医者の立場から、**「食べながら飲んでほしい」**と思っています。

お酒を飲む時には、銘柄、種類にまで気を配るのに、何を食べるかとなると、いいかげんになる人が多いものです。

また、飲んでから食べるのか、飲みながら食べるのか――こういったことを真剣に考える人も少ないようです。むろんお酒の飲み方には好みもあるし、胃袋の状態、財布の中身、それに、いっしょに飲む相手が女性か男性かによっても違ってきます。

「食べてから飲むと酔わないから、食事をしてから宴会に出ることが多い」というサラリーマンもいます。もし、会社の忘年会に誘われて、失敗が許されない場合であれば、これもひとつの考え方だと思います。

確かに、満腹の時に飲むと、アルコールの吸収が遅くなるために酔いが回りにくく、アルコールの血中濃度も低くなったように感じられます。しかし、食べものとともに腸に残っているアルコールがたえず少しずつ吸収されるので、血液中のアルコールの濃度が長時間持続されて消えません。

つまり、**相当量を飲んでも血中濃度が高まらないので酔いにくいと思いがちですが、それは決していいことではありません。かなりいい気持ちになった頃には、飲みすぎている**からです。

吸収が遅れても、**飲んだアルコールは必ずすべて吸収される**ことを忘れてはいけません。

ともすると、「きのうは、飲む前にたっぷり食べたから気持ちよく酔えたのに、朝起きたら頭がガンガンするよ。きのうくらいの程度じゃ、二日酔いするわけないのになあ」といったボヤキにつながってしまうでしょう。

したがって、**食後の酒は、原則として避けるべき**だと私は考えています。第一に、うまくない。第二に、二日酔いの原因になるからです。

食べながら飲むこと――これがいちばん理想的なのです。

食べることは、栄養のバランスをとることにもつながります。**昔から「大酒飲みは、肝硬変になる」と言われていました。聞いたことがある人も多いでしょう。しかし、必ずしも、お酒が肝硬変を引き起こすとは限りません。**

むしろその原因は、タンパク質、ビタミンなどの不足をまねく粗食にあるとする考え方が有力です。

酒好きはとかく食べ物をとらない傾向にありますが、これが怖いのです。

酒の肴は、お酒をおいしく飲むために必要なだけではなく、肝臓と体を守り、栄養バランスを保つために必要だと忘れないようにしたいものです。

飲み方の極意はチビリチビリ

お酒はチビリチビリ飲むのがもっともよいとされています。なぜでしょうか。

肝臓のアルコール処理能力は、体重10キロあたり1時間1グラムぐらいのものです。だから「駆けつけ3杯」「遅れ3杯」などというのは、愚の骨頂《こっちょう》です。早く酔いたいというならこれもいいかのもしれませんが、肝臓のことを考えたら最悪の飲み方ということになります。

飲んべえだと自認する人のセリフは、おおよそ決まっています。

「肴をあまりとりすぎると酒がまずくなるんだよ。酒さえあれば、何もいらないくらいだ」

こういう人たちが好むものといえば、お新香、塩辛といった類のものばかり。これで一杯というのがこたえられないという人が多いのですが、これは血中の塩分量を増し、渇きを誘い、さらに飲む量をふやすだけ。第一、酒量ばかりがふえて、肴のことを忘れてしまいます。**泣いているのは肝臓**です。アルコール分だけでは、急激に吸収されて、肝臓を直撃するからです。

これでは、肝臓の処理能力がたちまち臨界に達し、必要以上の負担がかかります。

「わかってはいるんだけど、どうしても肴はねえ……」という方には、酌をする相手をそばにおいて飲むことをおすすめします。笑わせてもよし、悩みを聞いてあげるのもよし、色恋の話でもいいでしょう。話しながらの一杯は飲むスピードが落ちるので、ゆっくりとアルコールを吸収できます。反対に肴も食べず、酌も受けず、ただひたすら杯《さかずき》を重ねることだけはやめてください。

若い人に多い傾向ですが、食事はインスタントラーメン、飲む時の肴はポテトチップスだけ。こういった生活は、栄養不良とビタミン不足を呼ぶおそれがあります。たくあんやお新香の類、いわゆる低栄養での一杯は、ビタミンB_1不足から脚気《かっけ》様《よう》症候群を助長する危険もあるのです。

お酒にはカロリーがありますが、栄養はほとんどありません。肴を十分に食べ、話しながらゆっくりと飲む——これが理想的な飲み方なのです。

タンパク質は肝臓を守る最強の援軍

お酒をガブ飲み、肴は要らぬ、酌をする人などいないほうがいい——こういう飲み方では、アルコールが肝臓の細胞を直撃、タンパク質、ビタミン、ミネラルの不足によって肝臓に障害をもたらすようになります。

ここではまず、タンパク質を中心に考えてみましょう。

体の中で**一大化学工場**とも言われている肝臓をスムーズに動かすためには、〝工場で製品を作り出すための原料〟をたっぷりと送り込んでやることが大切です。その原料がアミノ酸をたくさん含んだタンパク質というわけです。

アルコールの高カロリーだけを肝臓に与え続けると、肝臓で分解しきれない余分なアルコールが脂肪に変化し、肝臓にたまります。脂肪肝などの引き金になってしまうのです。

アルコールは、肝臓の中で、アセトアルデヒド、酢酸、そして最後には炭酸ガスと水に分解されますが、**アミノ酸やタンパク質には、アルコール分解を促進する働き**があります。こうしたことから、タンパク質を多く含んだ食べ物を肴にしながら飲むと、肝臓でアルコールがどんどん分解されて体外に出されるわけですから、体によい結果をもたらします。

飲んべえは、まったく飲まない人よりも、さらに多くのタンパク質

を体が必要としていることを忘れてはいけません。

タンパク質を多く含む肴をいくつかあげてみましょう。

〈牛刺し〉——たっぷりとタンパク質を含有。舌ざわりもよく、肴として打ってつけです。

〈すき焼き〉——多くの飲み仲間が集まったら、これに限ります。

〈湯豆腐、冷奴〉——植物性タンパク質として優秀。価格がさほど高くないのも魅力的です。

〈レバー〉——レバーにはビタミンB_{12}が多く含まれています。赤血球の成長を助け、あらゆる病気を防ぐ抗毒素の製造に必要な葉酸も含んでいます。なお、葉酸に富んだ食べ物としては、ナッツ、麦芽、緑の葉の多い野菜。なお、レバーの効用については、次の章でたっぷりと解説します。

〈やきとり〉――安上がりなタンパク源の筆頭。鶏ではなく、豚でもOKです。鶏のナンコツは、ミネラルの補給にも役立ちます。

このように高タンパクの食べ物をおつまみとしてお酒を飲むことが、肝臓を守ることにつながります。**肝臓が悪くなったら、大好きなお酒をつつしまなければならないことになる。このことを肝に銘じておく**のが酒好きの常識だと知っておきましょう。

ひとり飲みでもおつまみに手を抜かない

独身者が家でひとり飲みすると肴が少なくなりがちですが、それではさみしい限りです。お酒のあてがポテトチップスにチーズでは、栄養が足りないばかりかお酒もおいしくありません。

「つまみを食べるなんてヤボの骨頂《こっちょう》」などと言う、いいかげんな通の話は無視して、「ひとりで簡単に作れる材料別クッキング」を紹介します。

〈中華風の冷奴〉——冷奴の上に、細切りのハム、きゅうり、うす焼き卵をのせ、ごま油入りの三杯酢に、練りからしを加えたものを上からかけると、もうでき上がり。

〈きゅうりとかまぼこのチーズあえ〉——きゅうりとかまぼこを、5ミリ角の拍子木に切り、サラダオイル、酢と塩、砂糖、粉チーズの風変わりドレッシングであえます。

〈たたみイワシ〉——カタクチイワシの稚魚を簀子《すのこ》に並べ、強い天日で乾燥させたもの。そのままでも食べられないことはないのですが、さっと炙れば、香ばしい香りとともに、よりおいしく食べられます。カルシウムがたっぷりですから、栄養の点からも申し分がありません。

〈刺し身の盛り合わせ〉——大きめの皿1枚と財布を持って、鮮魚店へ予算を伝えて盛り合わせを作ってもらうことができます。手をぬらさず、包丁も使わないですみます。スーパーで買うのもOKですが、鮮魚店なら、さらによりおいしい刺身が食べられます。

〈スタッフドエッグ〉――ゆで卵を2つに切り、卵黄にマヨネーズとパセリのみじん切りを混ぜて再び卵白に詰めるとでき上がり。

〈ちくわのつめもの〉――これは簡単。ちくわの中にチーズ、きゅうりを詰めて、マヨネーズをつけて食べます。できれば、サラダ油でサッと炒めて、みりんとしょうゆをからませるとなかなかおつな味になります。

〈かわりおにぎり〉――シソのおにぎり。梅干しを芯にして、小さめのおにぎりをつくり、青ジソの葉で巻く。手も汚れずに喜ばれます。

〈ライスコロッケ〉――ごはんをバターで炒め、きざみパセリをふりかけ、塩とコショーと好みのケチャップか、カレー粉で味をつけます。これを小麦粉、とき卵、パン粉の順につけて、揚げる。コロッケ風の、お腹にたまるおつまみができ上がります。これの応用で、ごはんを、種を抜いたピーマンに詰めて油でころがして焼いてもいけます。

ほんとうにお酒を楽しもうというのなら、ほんの少しでいいので、ぜひこうした酒の肴の準備をしてください。

ようかんもチョコレートも実は最高のおつまみ

飲みながらようかんをパクつく姿は私からすると少々気味の悪いものですが、生理学の観点からは、まんざら捨てたものではないのです。

二日酔いは低血糖が影響していることがわかっています。**糖分は悪酔い防止に効果**があります。血中のアルコール濃度の上昇を抑えるのに糖分が役立つからです。

あるスナックのママにこのことを話してあげたら、さっそくお客さんにハチミツ入りの飲みものをサービスするようになりました。

「あちこちで飲まれて、かなり酔っておいでのお客さまに、私の特製のハチミツ入りドリンクをサービスするようにしたんです。最初は半信半疑だったけれども、お客さまが〝酔い醒めに効く〟って言ってくださるんです」

飲んべえの体を心配してくれるママさんには感謝しなくてはなりません。**ハチミツには、果糖や、ブドウ糖ばかりでなく、ビタミン類が豊富に含まれていますから、悪酔いの予防と治療にも大いに役立ちます。**

バーなどで棒チョコレートが出されることがありますが、あれも伊達や酔狂で出されているのではありません。**チョコレートには、糖分の補給のほかに、もうひとつ見逃せない効果があります。それは、油や脂肪と同じように胃壁にまとわりついて、アルコールと胃壁とが直接に接触する面積を減らす性質をもっている**ことです。

また、ケーキや和菓子でも同じような効果が期待できます。ちなみに、中国の老酒《ラオチュウ》はアルコール含有量が80％もありますが、この酒に砂糖を入れて飲むのはこういう理由からです。

体のことを考えたら、「私は甘党だから」「私は辛党だから」などと言ってはいられません。ようかんとチョコレートじゃお酒がまずくなる、という酒好きの顔が目に浮かびますが、体のためです。お酒を１００歳まで生きる「百薬の長」にするためには、時には甘辛の両刀遣いにならざるを得ないことを知ってください。

顔色でわかる理想的な飲み方

お酒を飲むと、顔が赤くなる人がたくさんいます。その一方で、いっこうに赤くならず、逆に青くなる人もいます。この顔色の微妙な変化を知っておくと、最善の飲み方が身につきます。

酒を少量飲んだだけで真っ赤になる場合、俗に「金時の火事見舞い」などと言います。

友人たちと一緒に酒を飲んでいると、ひとりぐらいは、あまりにも顔が赤いために「お前、顔が真っ赤だぞ。ここに並んでいる酒の空ビンを全部ひとりで飲んだみたいだ」

など冷やかされることもありますが、これが「金時の火事見舞い」と言われる反応です。

酒を飲むとなぜ赤くなるのでしょうか。

アルコールには、血管を拡張する作用がありますから、顔だけではなく指先の毛細血管まで血流が盛んになってきます。それが、顔の赤くなる原因のひとつです。

アルコールがなかなか分解されないと、皮膚の赤みはしばらく持続し、動悸や吐き気などが続くことは酒好きならよく経験するでしょう。

これは肝臓のアルコール分解酵素に個人差があるので、生まれつき少ない人は顔が赤く、また酔いがなかなか醒めないということになります。こういう体質の人は大酒には不向きです。

同席する人たちの飲むペースに合わせないで、自分の適量を身につけて飲むようにするとよいでしょう。

●青くなる人は皮膚血管の反応が鈍い

逆に飲むと顔色が青くなる人もいます。理由には諸説ありますので紹介しておきましょう。

①皮膚血管の反応性が鈍い

②アルコール分解で発生するアセトアルデヒド（有害物質）を分解する酵素が少ない

③体の防衛反応

お酒を飲み続けると体の血管が拡張し、熱を体外に発散します。飲んで寒気がする時は、放熱が強いのだと考えてよいでしょう。この場合は、大量の熱が体から奪われないように、脳の視床下部にある発熱中枢が働いて血管を収縮させ、熱がこれ以上失われないようにしています。その結果、顔や末梢の毛細血管が収縮し皮膚が青くなると考えられています。

アルコールと体温の関係を調べたデータがあります。

あるネズミの実験では、アルコールを注射したネズミは、摂氏0度の部屋に30分いても平気でしたが、アルコール抜きのネズミは、75%が心臓停止で死亡しました。

このようにアルコールは、寒さによって起こる凍死などから体を守る働きがある反面、泥酔状態では取り返しのつかない生理反応が起こる場合があります。

ともかく、アルコールに耐えられる自分の適量だけは、しっかりと身につけておきましょう。

トイレが遠くなったらその日は断酒

すでに説明したように、アルコールは胃と小腸の両方から吸収されるという特徴があります。

お酒に弱い人、下戸の人は、酒蔵に入っただけで酔っぱらうこともあります。これは、酒蔵の空気中に浮遊しているアルコールが鼻から肺に入り、さらに肺胞を通って血液中に直接入っていき、脳に作用するからです。

また、飲むとやけにトイレが近くなる人がいます。とくにビールを飲んだ後にそういう状態になる人が多いのではないでしょうか。

一説には、1リットルの水を飲むと400ccの尿が出ますが、ビールを1リットル飲むと、約1リットルの尿が出ると言われています。**お酒を飲むと利尿作用が強くなる**傾向がありますが、それは脳の働きと関係があるのです。

アルコールは、脳の下垂体後葉から分泌される抗利尿ホルモンを抑える働きがあります。その結果トイレが近くなります。

お酒を飲んでトイレが近くなるのは、どちらかといえば飲み始めに多いものです。飲み続けて酔いが回ってくると利尿作用は減退してくるのです。

こうしたお酒と脳の働きを知っていると、酒量をコントロールするのに大変役立ちます。トイレが遠くなっている人にお酒はすすめないようにしなければなりません。酒量が多くなると、ますます脳への影響が強くなっていきます。その場合には、少し飲むピッチを遅くしなければなりません。

とくに女性を同伴している場合、よくトイレに行くうちはよいのですが、急にトイレが遠くなり意識が朦朧《もうろう》とし始めたら、お酒をすすめるのは止めなければなりません。急性のアルコール中毒の可能性があるからです。

医学情報は酒好きの味方だと思って、積極的に取り入れるように努めてほしいと思います。

酒の適量を知る

公益社団法人アルコール健康医学協会

アルコール摂取量の基準

日本酒	（度数15度）	1合	180mℓ
ビール	（度数5度）	中瓶1本	500mℓ
焼酎	（度数25度）	0.6合	約110mℓ
ウイスキー	（度数43度）	ダブル1杯	60mℓ
ワイン	（度数14度）	1/4本	約180mℓ
缶チューハイ	（度数5度）	ロング缶1缶	500mℓ

お酒のアルコール量の計算は次のような式で求められます。

日本酒の場合　1合180mℓ×（15度÷100）×0.8＝21.6

ビール中瓶1本　500mℓ×（5÷100）×0.8＝20

によると、アルコール摂取量の基準とされるお酒の1単位は、純アルコールに換算して20グラムです。これをしっかりと覚えておいて、飲んだ酒量を確かめるために活用しましょう。

この1単位を実際に飲むお酒の種類に換算してみると135ページの図のようになります。

●専門医が教える酒の正しい飲み方10ヵ条

アルコール健康医学協会の「酒の正しい飲み方10ヵ条」を紹介します。聞いたことがある、当たり前の話が多いと感じるかもしれませんが、健康で長生きするために必

超重要！ 体内に入ったアルコールの行方

1 飲んだアルコールは胃と小腸に吸収され、血液に入って全身に運ばれる。

2 摂取されたアルコールの2～10％は、呼気、尿、汗から排泄される。

3 アルコールの分解は大半が肝臓で行われる。

4 肝臓で酵素の働きによりアセトアルデヒド、さらにアセテート（酢酸）に分解される。アセテート（酢酸）は、筋肉や脂肪組織でさらに分解され、水と二酸化炭素になり体外に放出される。

こうした基礎知識を、これからの高齢化社会で生きていく人たちは、最低限身につけておく必要があります。お酒を「百薬の長」にしながら楽しむためには、その特徴をしっかり認識しておかなければなりません。

要な視点です。

1. 酒は談笑しながら飲む（孤酒はさける）
2. 食べながら適量を飲む
3. 強い酒は薄めて飲む
4. 休肝日は週2日作る
5. 酒はだらだらと長時間飲まない
6. イッキ飲みや酒の強要は避ける
7. 酒は薬と一緒に飲まない（思わぬ事故が発生することがある）
8. 妊娠中と授乳期の女性は飲まない
9. 酒を飲んだら運動・入浴には気をつける（高齢者は避けたほうがいい）
10. 肝臓などの検査を定期的に行う

酔いは原始的な本能の働きを盛んにする

お酒を飲むと、男女とも色気が増すとか、性欲が強くなるとか昔からよく言われますが、本当かどうか医学的に調べてみましょう。

たしかに酔うと性欲は高まるような気がしますが、それは、**酔いが高等な情緒の活動を抑えて、原始的な本能の働きを盛んにする**からなのです。

お酒の好きな人の中には、「でも、オレの場合、性欲が高まるという精神的なものだけではなくて、実際に下半身が元気になるんだよ」という人がいます。これも間違いではありません。少量のアルコールは、仙髄にある勃起中枢を刺激するので、勃起しやすくなるのも確かなのです。

しかし、お酒の神さまは、お酒の楽しみと性の楽しみ両方を同時に与えてくれるほど寛大ではありません。医学的には、飲みすぎると精力は低下します。

シェイクスピアの『マクベス』に出てくる門番のセリフに印象的なものがあります。

「酒ってものはね、旦那、３つのことを引き起こすんでさあ。３つは、赤っ鼻に眠気、そして小便でさあ。色気をかきたてるが、かき消しちまう。ムラムラとさせるが、気持ちだけだ。

そんだから、深酒は色気を二枚舌であしらうみたいなもんさね。そうじゃねえですか。はずみをつけておいて、待ったをかける。けしかけておいて、やめさせる。その気にさせていて、げんなりさせる。立たせておいて、立ちぐされ。

とどのつまりは、二枚舌で眠らせちまって、参ったところを見届けて、おさらばする」

……………………………………………………

さすが文豪シェイクスピア。すごい洞察力だと思います。

このように男性は、飲みすぎるとダメになる。しかし、わかっていても、ついつい〝酒の天国〟に誘われて飲みすぎてしまう。こうした酒好きの習性は簡単には直らないかもしれませんね。

「下戸でも訓練すれば飲めるようになる」は本当か？

江戸時代の画家、横山大観が下戸《げこ》から大酒飲みに変身した話は、第1章で紹介しました。

それでは、どんな下戸でも大観のようになれるのか、検証してみましょう。

まずは「下戸」という言葉の由来から。

律令制（随、唐の律令体系を参考に7世紀後半に成立。701年の大宝律令で完成した）で成立した4等戸の身分制の最下級で、働き手が3人以下の家は下戸とされました。婚礼の際に飲めるお酒の量が階級的に決められていて、下戸は飲む量がいちばん少ないことから、飲めない人のことを下戸と呼ぶようになったようです。

ところで、この下戸と酒好きにどうやら身体能力的に違いがあることは、かなり前からわかっていたようです。近代になって、外科治療などで麻酔が使われるようになり、その効き方から、両者が比べられるようにもなりました。

下戸と大酒飲みでは、麻酔の効き方も違うようです。例えば、大酒飲みは麻酔剤の効き方が悪いと言われています。

●大酒飲みほど血中アルコール濃度が低い

アメリカの実験によると、大量のアルコールを飲む人は、飲まない人に比べて血中アルコール濃度が低い場合があります。この現象は、飲み手の体内でアルコールが代謝される速度が速いことによって起こります。

実験では、男性と女性のグループに分け、同じ量のアルコールを飲ませました。その結果、大量のアルコールを飲む男性グループは、飲まない男性グループよりも低い血中アルコール濃度を示しました。同様に、大量のアルコールを飲む女性グループも、飲まない女性グループよりも低い血中アルコール濃度を示しました。

この現象は、アルコールを分解する酵素であるアルコール脱水素酵素（ＡＤＨ）とアルデヒド脱水素酵素（ＡＬＤＨ）の活性によって説明されます。

アルコールを分解する過程で、ＡＤＨとＡＬＤＨはアセトアルデヒドという有毒物質を生成します。アセトアルデヒドは、アルコールよりも毒性が高く、吐き気や頭痛などの症状を引き起こします。大量のアルコールを飲んだ人は、ＡＤＨとＡＬＤＨの活性が高くなり、アセトアルデヒドを速やかに分解するため、血中アルコール濃度が低くなる傾向があるとされています。

ただし、血中アルコール濃度が低くなるという現象があるからといって、大量のアルコールを飲むことが健康的なわけがありません。アルコールは、過剰に摂取すると健康に悪影響を及ぼすため、適量の摂取が重要です。

よく、**「訓練すれば飲めるようになる」と言います。しかし、これはできない相談**なのです。

アルコールを酸化し、アルデヒドに変えるのが肝臓にあるアルコール脱水素酵素なのですが、この酵素には、訓練効果がまったくありません。それに、酒を飲む習慣がついても、酵素がふえるわけでもありません。だから体質的に飲めないという人は「下戸」にとどまっているわけです。

●脱水素酵素は増やせないがカタラーゼは増やせる

しかしながら、いま飲める量を2倍程度にふやすということなら不可能ではありません。根拠は、脱水素酵素をふやすことはできませんが、アルデヒドを炭酸ガスと水に分解するカタラーゼという酵素は、訓練で活動量が増えることがわかっているからです。

また、酒に強い人と弱い人の違いを考えてみると、先にあげたアルコールの酸化能力の違いだけでなく、アルコールとアルデヒドに対する中枢神経の感受性に差があると言われています。

さて、話は変わって、中年までは下戸だったのに、その後、酒をこよなく愛するようになった人の話を紹介します。

江戸時代後期の儒学者、頼山陽《らいさんよう》がその人です。

同時代の南画家の、田能村竹田《たのむらちくでん》の交遊録によれば、頼山陽は35歳まで下戸でした。甘い「保命酒」を少々飲んだだけで、真っ赤になって寝てしまったと伝えられています。

竹田が2度目に山陽に会ったのが、山陽が39歳の時でした。その時、山陽は片時も酒をはなさなくなっていました。

理由を聞かれた山陽は、こう答えたそうです。

「下関で逗留《とうりゅう》した時に、家の主人に灘の〝鶴〟という酒をすすめられ、これがヘソまでしみ通るような心地だった。それ以来、酒の味を知り、酒がやめられなくなった」

以後、親しい友が来ると、昼夜を問わずに飲みくれたそうです。ただ、従来甘党だったらしく、酒を飲み始めてからも、餅や菓子には目がなく、甘辛両党だったといいます。

その習慣が山陽の肝臓を守ることに、役立ったとも考えられています。

飲めるのに嫌いで飲まなかった人が、酒のうまさに目覚めただけかもしれませんが、面白いストーリーではあります。

第4章

医学的に正しい肝臓と膵《すい》臓の守り方

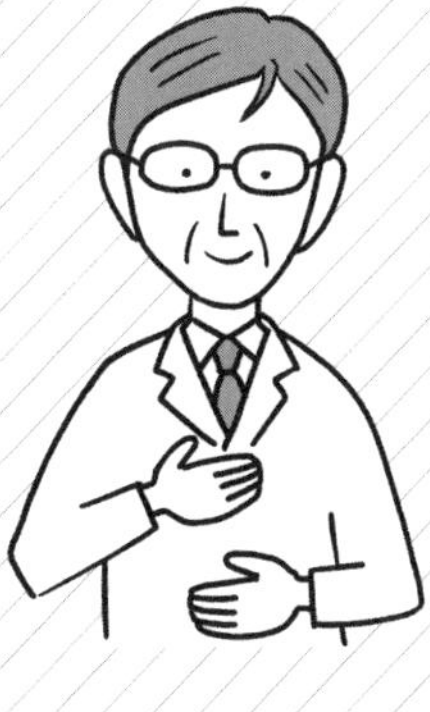

肝臓と膵《すい》臓は2大沈黙臓器

肝臓と膵《すい》臓は病気になってもなかなか発見できないため、「沈黙の臓器」とも言われています。

実は、それぞれが何らかの異常を訴え、悲鳴を上げているのですが、それに気づかず、症状に気づいた時にはかなり症状が進行していることが多く手遅れになるケースがある、というのが実態です。

とくに膵臓は、お腹の中でも奥まった場所にあり、背中に近いだけにその異常に気づくのが遅れてしまいがちです。

この**2つの臓器がいちばん弱いのが、実はアルコール**なのです。

1日の酒量が増えすぎると、まず肝臓が赤信号を発するようになります。しかし、臓器が大きく、多少の異常は肝臓の細胞同士が補い合うということもあって、なかなか症状が発見しにくいわけです。

がんの術後5年生存率

・胃がん	74.9%	・子宮頸がん	75.7%
・大腸がん	76.5%	・子宮体がん	86.3%
・食道がん	48.9%	・喉頭がん	82.0%
・膵臓がん	11.1%	・甲状腺がん	92.6%
・肝がん	38.1%	・肺がん	46.5%
・胆のう、胆管がん	28.9%	・膀胱がん	68.5%
・乳がん	93.6%	・前立腺がん	100%

膵臓の場合は、長い飲酒と喫煙の習慣が組織をダメにすると考えられています。

●知っておきたいがんの術後生存率

病気の中でも、とくに命に関わる病はがん（悪性腫瘍）です。

がんを発見して外科手術などで治療した場合、その後どれくらい回復するかを示す例として、5年生存率、という数値が用いられます。

上の表は、国立がん研究センター発表の2021年のデータです。

●がんは早期発見、早期治療が最善の対策

このように、外科治療後の5年生存率をならべてみると、膵臓がん11・1％、肝がん38・1％です。他の臓器のがんに比べていずれも低いことからわかるように、早期発見、早期治療がいかに重要かおわかりでしょう。

両者とも、**お酒のアルコールが発病の誘因として圧倒的に多いと考えられています**から、暴飲暴食に気をつけて食生活には注意しなければなりません。

粗食は肝臓を弱らせる

肝臓は、男性では約1400グラム、女性では約1250グラムもある巨大な臓器ですが、我々の生命力を支えるためのあらゆる化学反応がここで行われています。

まず、肝臓の主な働きを見ておきましょう。

①糖代謝

代謝とは体に必要な物質を外部から取り入れて、有効な成分を体のために活用できるようにする働きのことです。糖代謝とは腸から吸収されたグルコース（ブドウ糖とも呼ぶ）をグリコーゲンという物質に変えて貯蔵する働きをしています。そして体が必要とした時にはグリコーゲンをまた糖の形に戻して分配しています。

②アミノ酸代謝

アミノ酸代謝はタンパク代謝とも呼ばれます。腸から吸収されたアミノ酸は肝臓でタンパク質に合成され、利用されています。中でも血液の重要なタンパク成分であるアルブミンは肝臓が合成するタンパク質の中でも際だって重要なもののひとつです。

③脂肪酸代謝

脂肪代謝とも言います。多量に肝臓に運び込まれたグルコースは、処理しきれない分が中性脂肪などに変えられて、肝臓に蓄積されます。この状態が長く続くと脂肪肝となり、重大な肝疾患の引き金になりがちです。

④胆汁酸の分泌

肝臓には消化液を分泌するという大切な働きがあります。コレステロールを原料として作られる胆汁酸は、食物の脂肪を分解するために働いています。

⑤解毒作用

肝臓には、薬物やアルコールを分解して無毒化する働きがあります。これも肝臓の重要な働きのひとつです。

⑥免疫の中心的な働き

肝臓ではグロブリンというタンパク質が合成されています。グロブリンは体の免疫力を維持するためになくてはならない成分です。

このように肝臓は体のあらゆる生理作用に関与している一大工場なのです。先述したように、この工場を有効に働かせるためには、十分な原料を送り込まなければなりません。

ですから、**好き嫌いが多く、普段の食生活にあまり注意を払わない粗食の食生活は極めて危険**です。肝臓が栄養失調に陥ると、肝硬変が忍び寄ってきます。

その名が示す通り、肝硬変は肝細胞が壊れて、その機能を失い、肝臓全体が石のように固くなっていく病気です。ひとたびこの病気になると、現代の医学でも回復させることが困難になります。

働きを失った肝臓を第三者の新しい肝臓に取り替える肝臓移植も試みられていますが、そこまで病気が進行しないように、粗食に偏らないよう、しっかり気を配るべきでしょう。

粗食で、しかも大量飲酒の生活が続くと、肝臓は悲鳴をあげ始めます。

栄養素は、タンパク質、糖質、脂肪、それにビタミン類とミネラルなどをしっかり摂取し、なおかつ適量を飲む。さらに週に２、３回の休肝日を置くようにすることが肝臓を守る第１条件だと言えるでしょう。

「酒を飲んだら横になれ」の真実

まず、なぜ横になることが大切なのかを説明します。

肝臓は一大化学工場ですから、血液がさまざまな成分を運んだり、老廃物を処理したりと絶え間なく働いています。たいへん血液の流れが活発な臓器でもあります。

この血液の流れを淀みなく順調にすることが、肝臓の働きを正常に保つために極めて大切なことなのです。

肝臓の中を流れる血液のことを肝血流量と呼びます。

この血液の流れは、立っている時を1とすると、体を横にした時は2になります。2倍にふえるのです。逆に激しい運動や重労働をした時には、2分の1になります。

こうした肝臓の特徴を知っておくと、どのようにしたら肝臓を丈夫で長持ちさせることができるかがわかってきます。

昔からよく「食べてすぐ寝ると牛になる」と言われてきました。し

かし、これは行儀が悪いことを正すために生まれた言葉であって、医学的に理に適った習慣は「食べたら横になれ」なのです。

とくに、お酒を飲んだ後は、大声をあげて路上を闊歩したり騒いだりしないで、酔いが醒めるまでの間、体を横にしていることが肝臓のためでもあります。

つまり、「酒を飲んだら横になれ」は肝臓の働きを助けるための非常に有効な手段というわけです。

泥酔で寝込むのは超リスキー

ただし、泥酔をした時は例外です。

意識が朦朧《もうろう》とした時などに寝ていて、横になっている間に気分が悪くなり嘔吐。吐瀉物がのどにつまって窒息死という事例もあるので、要注意です。

また酒好きに多いのですが、食道下部から胃の噴門部にかけての病気に、マロリーワイス症候群があります。飲酒後、嘔吐を繰り返していると、食道下部に逆流性食道炎と同じような炎症が起こり、粘膜に傷ができることがあります。ひどい場合にはそこから出血して、出血性ショックを起こすケースもあるので非常に危険です。

こうしたことを防ぎながら、肝血流を増やすためには、酩酊期に入らない程度の「ほろ酔い」がよいということになります。

結局、予防に勝る治療なし

肝臓は体のど真ん中にどっかりと腰を据え、体の機能の中心的な役割を果たしている臓器です。これほど辛抱強く体の機能を守るために働いている臓器は少ないかもしれません。

肝臓が一度悲鳴を上げたら、元に戻すことがいかに困難かはこれまで説明してきた通りです。肝臓を病から守るためには予防こそが最善の治療です。

例えば、肝炎ウイルスの感染で起こる、A型、B型、C型、E型の肝炎などは、ひとたび感染を起こすと長い期間、闘病生活を強いられます。

肝炎は、食べ物の摂取によるウイルスの侵入、あるいは輸血、タトゥー（入れ墨）など血液を介して感染することもあり、中には劇症肝炎と呼ばれる激しい炎症を起こして危険な場合があります。

この他、肝臓では、慢性肝炎、脂肪肝、肝硬変、さらには肝がんなどさまざまな病気がありますが、こうした病気にならないためには何と言っても予防が大切。

では、肝臓の健康を守るために、どうしたことに気をつければよいのでしょうか。

●肝臓を守る４大条件

1、毎日三度の食事をしっかり摂る

まず、この食事の摂り方で肝臓の機能が正常に保たれるかどうかが決まります。

前述したように、まず粗食はやめるべきです。かといって、いつも満腹状態では、肝臓に逆に負担がかかるばかりです。

腹八分目の食事、という世界のブルーゾーンで取り入れられている長寿食の習慣を、ぜひ参考にしてください。

2、良質のタンパク質を十分に摂取する

ブルーゾーンの研究者たちの提言では、「健康長寿のためには、植物性タンパク質をしっかり摂るようにすべきだ」とありますが、これに和洋折衷の肉料理を加えると、寿命はさらに延びると考えるのが現代医学の常識です。

3、睡眠を十分にとる

徹夜仕事、徹マン（徹夜マージャン）、深夜までの飲食などは肝臓に負担をかけます。睡眠は年齢にかかわらず8時間はとりたいものです。

夜間、なかなか就眠ができない場合は、昼寝の効用を覚えておきましょう。いずれにしても、たっぷりと睡眠をとることが、肝臓のために大切なことなのです。

4、スルフォラファンを摂取する

もうひとつ忘れていけないのは、3大栄養素、ビタミン、ミネラル、それに食物繊維と第7の栄養素と言われるスルフォラファン（ブロッコリーなどに含まれる）をしっかり摂ることです。スルフォラファンは、解毒や抗酸化で重要な役割を果たす酵素の生成

を促す動きがあります。積極的にブロッコリーを食べるようにするといいでしょう。

海の幸のチカラ

酒をこよなく愛する人は、三度の食卓がどうしても細くなりがちです。

しかし、栄養を摂らないと肝臓は加齢とともに衰えていきます。そのためにお酒を適量飲んだ後に、１杯のみそ汁を仕上げに飲むことをおすすめします。

みそは、我々日本人が終生飲みつづける「お袋の味」であることは説明するまでもありません。

みそは世界に誇る日本の発酵食品と言えます。

みその原料は、大豆、米、麦などに塩と麹を加えて発酵させて作ります。その栄養価は高く、食品の中でもずば抜けた一品だと言えます。

日本の朝食は、かつては、ごはんにみそ汁が当たり前でした。私などは、このみそ汁のうまさに今頃になって感心させられています。

不眠不休の仕事がつづくような場合、疲れた体にみそ汁を注ぎ込むと生気が甦ってきます。

祖先が飲みつづけてきたシジミやアサリのみそ汁は、心身の疲れを取ってくれます。

●シジミの成分オルニチンが肝臓に効く

とくに、シジミにはオルニチンという成分が含まれていて、これが肝臓の働きを守るために有効な作用をすることが知られています。

オルニチンは、アミノ酸の一種でアルギニンから作られます。**肝臓で作られる有害物質のアンモニアを尿素に変えて体外に放出する重要な働き**をしています。

肝臓病が進行するとアンモニアが多量に生じて、高アンモニア血症[*1]、さらには肝性脳症[*2]などの余病を併発します。その予防のためにも、シジミに多く含まれるオルニチンは十分に摂取したい成分です。

＊1　高アンモニア血症……血液中にアンモニアがたまる病気。アンモニアの濃度が高まると、

意識障害などを引き起こす。

＊2　肝性脳症《かんせいのうしょう》……長期にわたる慢性の肝疾患がある患者に発生する症状。正常なら肝臓で除かれる有害物質が血液にたまり、脳に届くことで脳機能が低下する。意識障害や異常行動などが現われる。

その他、シジミには、鉄分、亜鉛、マグネシウムなどのミネラルが多く含まれ、またビタミンD、E、B_1、B_2、ナイアシン、B_6、B_{12}、葉酸、パントテン酸、Cなどのビタミン類も含まれています。

これほど酒好きにとって頼りになるスープも珍しいかもしれません。

江戸時代、庶民の風物詩であったのがシジミ売りです。下町の路地から路地へ売って歩く声は絶えることがありませんでした。今でも、そのシジミ汁は、我々の、とくに酒好きの肝臓を守るために役立っていると考えると、不思議な気分になってきます。

●アサリも肝臓のサポーター

シジミと並んで、アサリもみそ汁の具として定番のひとつです。

イタリアのパスタには、このアサリを使った「ボンゴレ」という料理があります。今では、私たちにも馴染みの深いイタリア料理になっていますが、アサリは、世界中で好まれている貝のひとつと言っていいでしょう。

栄養価は極めて高く、成分を調べると、驚くほどのミネラルとビタミンの宝庫です。ミネラルとしては、カルシウム、カリウム、亜鉛、鉄が多く、ビタミン類では貧血に効果があるビタミンB_{12}が多く含まれています。

シジミと並んでアサリも酒好きにとっての強い味方です。

●タウリンは肝臓を支える超重要成分

タウリンは別名アミノエチルスルホン酸とも呼ばれていますが、アミノ酸そのものではありません。構造がアミノ酸によく似ているので、一般的にはアミノ酸の一種だと説明されることが多い物質です。

ほとんどの動物に存在し、生命を維持するために働いている臓器に含まれています。

人の体の場合には、脳、目の網膜、心臓、肺、肝臓、腎臓、筋肉、卵巣、精巣、母乳に多く含まれています。とくに心臓に多く、体重60キログラムの人で約60グラムも含まれています。

また、新生児を育てる母乳にも多量に存在します。

こうして見てみると、重要な臓器がいかにタウリンを必要としているかがよくわかります。もちろん肝臓にも不可欠の栄養素です。

タウリンの多い食材を挙げてみます。

魚介類では、**生ガキ、ホタテ、アサリ、シジミ、ハマグリ**などの貝類。軟体生物の**タコ、イカ**。甲殻類の**カニ、エビ**。魚類では、**ブリ、カツオの血合いやアジ、サバ**など。また、肉類の**モツ**と呼ばれる内臓にも多く含まれています。

●的矢ガキで肝臓がんに耐えたある父親の話

Kさんのお父さんは、80歳で肝臓がんを発症しました。

年齢的に抗がん剤などを用いての治療に耐えられるかどうか不安を感じた娘のKさんは、以前、知人から聞いたことのある食餌療法を思い出し、早速父親に試してみることにしました。

それは、三重県で獲れる生ガキの的矢《まとや》ガキによる食餌療法でした。食が細くて、体が細くなり始めた父親に、彼女はこの三重県特産の生ガキをわざわざ魚屋に頼んで産地から取り寄せ、毎日食べさせました。

最初は、ほんとうに効果があるのか半信半疑でしたが、欲目でしょうか、食べさせているうちに病状の進行がいくらか鈍ってきたように思われました。それからというもの、なりふりかまわずの的矢ガキ信者になりました。

そして、２年の歳月が流れました。

効果は驚くほど大きく、父親は体調を回復、とても肝臓がんを患っているとは思えない様子で、小旅行ができるまでに回復しました。

今でも、生ガキの威力を彼女は信じてやみません。

良質のタンパク質にはお金を惜しむな

肝臓にとって、最重要のタンパク質はアルブミンとグロブリンです。アルブミンは、体を循環している約5リットルの血液に存在する超重要なタンパク質です。このアルブミンがなければ、血管を流れる血液の水分を保持、体内のいろいろな物と結合して体の各部へ運ぶことができなくなります。

グロブリンは肝臓で作られるタンパク質で、体の免疫を保つために重要な役割を果たしています。

我々医師は、患者さんが入院してくると、この2つの物質がどれくらい体に存在するかを調べます。

そして、どちらかに極端な異常が発生している場合には、肝臓病をはじめとして体に重大な変化が起こっていることを発見できます。

●アルブミンを多く含む食品

アルブミンは肝臓でアミノ酸から作られますが、普段食べている食品に幅広く存在します。

では、どんな食品に多く含まれているか調べてみましょう。

- **鶏ササ**
- **クロマグロ赤身**
- **紅鮭**
- **ブリ**
- **牛肉（サーロイン）**
- **豚バラ肉**
- **ベーコン**
- **豆腐**
- **牛乳**
- **チーズ**

中でも、鶏肉のような肉類にアルブミンは多く含まれています。酒の肴として肉料理を摂ることは、アルブミンの補充に大変役立ちます。

●グロブリンを多く含む食品

グロブリンは、以下の食べ物に多く含まれています。

- **豚レバー**
- **鶏ムネ肉**
- **うなぎ**
- **イカ**
- **鶏卵**
- **豆腐**
- **納豆**
- **ヨーグルト**
- **チーズ**

レバーはレバーで守る

今まで説明してきたように、お酒の効用を失わず、かつ肝臓の働きを正常に保つには、食べながら飲むのが最も有効な健康法です。

肝臓を守るためには特別に何を食べなければならない、と、あまり神経を使うことなく何でも食べる、それがいちばん大切なことです。

つまり、好き嫌いをしないこと。そして、お腹いっぱいになるまで食べずに腹八分目を守ること。それを鉄則に酒の肴を選ぶべきです。腹八分目の満腹感と肝臓に大切な栄養素の摂取。そのためには、鶏《とり》、豚、牛などのレバー（肝臓）が非常に適した食品と言えるでしょう。

鶏のレバーというと、やきとりを思い浮かべる人が多いと思います。水煮したレバーを炭火で焼き、たれをからめてさらに焼き、熱いうちに食べれば、日本酒、ビール、焼酎など、どんなお酒にも合います。

鶏のレバーは、他の動物のレバーよりもローカロリーで、100グラム当たり111キロカロリーしかありません。豚や牛に比べると、約20キロカロリー少ないのが特徴です。タンパク質が豊富で、ビタミンのAやB_{12}が多いのも特徴です。

豚レバーも家庭で食べる料理として重宝します。ミネラルやビタミン類が多く、とくに鉄分がかなり多く含まれています。タンパク質も、鶏レバーに劣らず豊富です。定番の料理と言えば、ニラレバ炒めではないでしょうか。フライパンで比較的簡単につくれるので、忘年会や新年会、歓送迎会など宴会後の2次会では、積極的に食べたい料理です。

牛レバーは、他のレバーに比べて、あまり頻繁に使われないかもしれませんが、栄養価は高く、豚レバーと遜色がありません。

酒の肴には、タンパク質、脂肪、炭水化物の3大栄養素はもちろんのこと、ミネラル、ビタミン類などの成分が十分に含まれた食材を選ぶのがコツです。

どのミネラルやビタミンが何に効くのかなどと考え込んでいると、お酒がまずくなります。とにかく、出された料理すべてに箸をつけ、その合間にお酒を口に運ぶ、それぞれらいにお酒を味わったほうがよいと思います。

そして、世界のブルーゾーン、沖縄の人々のお酒の作法である「酒は嗜むもの」ということをいつも頭において味わってください。

若々しさを保つアン肝のスーパーパワー

アンコウという深海魚は、捨てるところがありません。すべての部位を食材として使うことができます。

俗に**アンコウの七つ道具**と呼ばれているのは次の部分です。

身、肝、皮、胃袋、エラ、ヒレ、ぬの（卵巣）。

解体は、吊るし切り、といって竿に吊るして包丁で切り分けていきます。

どの部分にも酒好きの栄養に適した成分が含まれていますが、とくにアンコウの肝という名で親しまれている肝臓は、味といい、栄養価といい、天下一品の食材として知られています。

アン肝には、驚くほどの栄養素が含まれています。

例えば、飽和脂肪酸、不飽和脂肪酸、タンパク質、コレステロール。ミネラルでは鉄、カルシウム、カリウム、ナトリウム、マグネシウム。ビタミン類では、A、B_1、B_2、B_6、B_{12}、C、D、E、葉酸、パントテン酸、ナイアシンなど。

中でも、**ビタミンEを多量に含んでいることがアン肝の特筆すべき特徴**です。

ビタミンEは抗酸化作用が強く、体内に入ってくる酸素の一部が、毒性の強い活性酸素になることを阻止する働きがあります。さらに、体内の脂肪が酸化されて過酸化脂質になるのを防ぐ効果があります。この働きによって、血管の動脈硬化が抑えられ、若々しく弾力性のある血管が維持されるようになります。

また、活性酸素によって細胞ががん化されることを予防する効能も期待できます。

●深海の魚はなぜ肝臓が大きいのか

深海ザメを調べてみると、肝臓が非常に大きいことがわかります。

終戦当時（１９４５年）に10代であった人なら記憶があると思いますが、よく肝油《かんゆ》が配給されました。この肝油は、深海魚の肝臓から作られたもので、当時の発育盛りの子供の成長を支えるために加工された栄養剤でした。

深海ザメに限らず、深い海に生息するタラ、カジカなどの肝臓も大きく、今でも食用にされています。

深い海に住んでいる生物は、太陽光が少ない中で生きていかなければなりませんから、陸上の生物に比べて、悪環境に耐えるためにさまざまな栄養素を蓄えておく必要があるのです。肝臓は、その栄養素を蓄える中心的な役割を果たしています。

こうした生物の体の状態を観察してみても、肝臓がいかに重要であり、また食品という面から考えても、栄養に富んだものかがわかります。

酒好きは**「レバーを食べて、レバーを守る」**、ということの語呂合わせの言葉を忘れずに、積極的にビタミンＥの多い魚の肝を酒の肴として食べるようにすべきだと思います。

脂肪肝は現代病

脂肪肝とは肝臓に中性脂肪が30％以上溜まった時に呼ばれる疾患です。

この状態がつづくと肝臓は機能が低下し、やがて慢性肝炎や肝硬変を引き起こす原因にもなります。

また、長年その状態に気づかず放置しておくと肝がんを発生させる誘因になることもあります。

●カロリー過多が肝臓を蝕む

体が必要とするより多くのエネルギーを外部から摂取すると、その余分なカロリーは脂肪酸やグリコーゲン（糖質）に変えられて体の中に蓄積していきます。

とくに、中性脂肪は腸間膜《ちょうかんまく》などの内臓脂肪や皮下脂肪として貯えられ、さらに肝臓にもたまってきます。

これが肥満の原因になり、メタボリックシンドロームと密接な関係があることはよく知られています。

世界的に流通網が発達した現代では、何でも食べたい物は口に入れることができるようになりました。こうした飽食の時代にはカロリー摂取がどうしても増えてしまいがち。脂肪肝はまさに現代病のひとつと言えるでしょう。

アルコール性脂肪肝と非アルコール性脂肪肝

脂肪肝には2種類あります。

アルコール性脂肪肝は、アルコールの過剰摂取が原因です。

お酒を毎日多量に飲んでいると、肝臓はすべてのアルコールを分解することができません。分解しきれないアルコール分は中性脂肪として肝臓に貯えられていきます。最初に説明した通り、肝臓の約30％が中性脂肪で埋まるようになると脂肪肝という病名がつきます。

脂肪肝になっても飲酒量を減らさないと、肝臓内に炎症が発生し、さまざまな肝臓疾患の引き金になります。

もうひとつの非アルコール性脂肪肝は別の名をＮＡＳＨ《ナッシュ》（nonalcoholic steatohepatitis）といいます。

この脂肪肝の原因としてはアルコール以外の過食がその主な引き金になっています。腹八分目の原則を忘れて、たらふく食べる習慣が肝臓に脂肪を蓄積させるのです。

甘党が多い女性の場合、中性脂肪になりやすい成分を含んだ生クリームたっぷりのケーキなどを毎日食べる食習慣の人がいますが、飲酒と同様、肝臓に脂肪を蓄積させることにつながります。

放置しておくと飲酒と同じように慢性肝炎から肝硬変を引き起こし、また肝がんの発症の引き金にもなります。

脂肪肝の危険があるかどうかは血液検査でわかります。

通常、血中の中性脂肪は35〜１４９㎎／dℓが正常値です。

もしこの正常範囲から大幅に増えている場合はただちに過食をひかえ、数値が正常に戻るまで甘いものも食べないように注意したほうがいいでしょう。

大酒飲みのヘビスモーカーは膵臓疾患にかかりやすい

膵臓には2つの大きな働きがあります。

ひとつは、ランゲルハンス島という組織から血糖値をコントロールするインシュリンやグルカゴンというホルモンを分泌すること。

もうひとつは、食物の消化吸収に重要な働きをする消化酵素を含む膵液を十二指腸に送り込むことです。

膵臓に悪性腫瘍が発生すると、これらの機能が失われます。体に重大な変化が起こることは想像に難くありません。

膵臓がんの発生理由に関して完全に解明されているわけではありませんが、普段の生活習慣が大きな影響をしていると考えられています。

◎アルコールの過剰摂取　お酒を毎日過剰に摂取している場合には、慢性膵炎や膵臓がんを発生させる原因になるという説が極めて有力です。

◎**ヘビースモーカー**　タバコを吸う人がすべて膵臓がんの予備軍というわけではありませんが、発病した人を調べると、喫煙しない人に比べ喫煙する人、とくにヘビースモーカーの人には、がんの発症率が高いということを示すデータが多いと言えます。

◎**肥満**　体の代謝に異常が発生すると、膵臓の働きにも悪影響が及びます。それが長くつづくことによって、がんのリスクになる可能性があります。

◎**糖尿病**　膵臓のインシュリンの分泌に大きな負担がかかる状態がつづくことは、やはり膵臓がんのリスクになります。

◎**慢性膵臓炎が持病の人**　長い間、膵炎を患っている場合には、そこから膵臓がんに移行する場合があります。慢性膵炎は、いったん発症すると治すのに骨が折れますが、根気よく食餌療法や飲酒などを自己管理して悪化しないようにすることが膵臓がん予防のために大切なことです。

●初期症状は体重減少

膵臓に重大な変化が起こると代謝がうまくいかなくなります。具体的には以下の3つに障害が起こります。

①たんぱく代謝　トリプシンなどの酵素が働く

②糖代謝　アミラーゼという酵素が働く

③脂肪代謝　リパーゼという酵素が働く

膵臓は、栄養物の消化吸収の主役を演じていますから、これらの代謝がうまくいかなくなると、腸から栄養素を吸収できなくなって体が痩せ始めます。

しっかり食事を摂っているのにもかかわらず体重が減り始めた時は、膵臓に何か病気が発生していることを疑わなければなりません。こうした病的な痩せ方を「るい痩《そう》」と呼びます。

その他、膵臓がんの症状としては、上腹部痛や食欲不振、倦怠感、胃腸障害の症状などさまざまありますが、気をつけなければならないのは、膵臓がんの初期にほとんど自覚症状がなかったと訴える人が多いことです。また、病状が出始めても、他の胃腸炎などと症状が似ているので気づかないことが多いのです。

●暴飲暴食が寿命を縮める

慢性膵炎や膵臓がんの決定的な予防法は、現代医学では明らかになっていません。

しかし、暴飲暴食、とくに深酒が危険因子であることは確かですから、日本酒は１日１合という適量を守り、また、腹八分目に食事をコントロールすることが非常に重要です。

また、いくら「酒は百薬の長」と言っても、休肝日を多くする（少なくとも週に2日）ことが、膵臓の健康法だと考えて自粛したほうがいいでしょう。

第5章

酒の通説を科学する

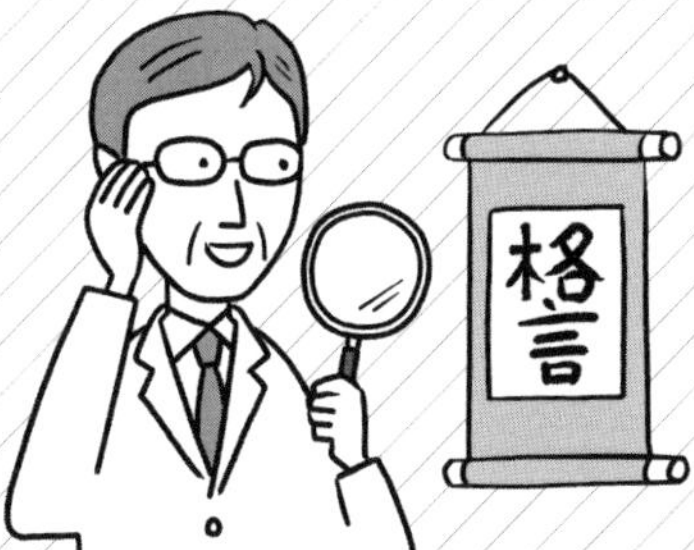

なぜ「酒は1日1合」なのか

これまで「酒は1日2合まで」と言われてきました。医者の私もそれが適量だと、患者さんに問われると説明してきたものです。

しかし、最新の医学では、「日本酒では1日1合まで」が健康的な飲み方だと言われるようになりました。

なぜ2合から1合に、安全な酒量の限度が変わったのでしょうか。

それは、酒に含まれるアルコールが肝臓で分解されるプロセスに大きな原因があるのです。

日本酒1合（180ミリリットル）にはアルコールが21・6グラム含まれています。アルコールは、体重60〜70キログラムの人では1時間に5〜7グラムのスピードで分解されていきます。それをもとに計算すると、**1合のお酒が完全に分解されて炭酸ガスと水になるまでには約4時間**かかります。

夕方6時頃から飲み始めて8時頃までの間に飲んだ1合のお酒は、12時頃までに完全に分解されて体外に排出される計算になります。

したがって、悪酔いや二日酔いでアルコールが体内に残ることはなくなりますから、翌日の朝はスッキリとした気持ちで起きられる、ということです。

ところが、2合、3合と酒量が増えると、アルコールの分解に翌日まで時間がかかりますから、肝臓に大きな負担がかかります。つまり、できるだけ晩酌の酒は少ないほうが体のためにはよい、ということになるわけです。

「朝寝、朝酒、朝湯で身上を潰す」

「身上を潰《つぶ》す」とは、財産のすべてを使い果たすという意味ですが、朝寝、朝酒、朝湯が身上を潰すとはどういうことでしょうか。

まず、**朝寝**ですが、できるだけ日が昇ると同時に起きるのが体のためにはよい、ということが医学的に明らかになってきました。

人の体には「**体内時計**」の機能が働いています。これは、ノーベル生理学・医学賞を受賞したほどの大発見（3人の米国人科学者ジェフリー・ホール、マイケル・ロスバッシュ、マイケル・ヤングは、体内の概日《がいじつ》リズムを制御する分子メカニズムを発見した功績で、2017年、ノーベル生理学・医学賞を受賞）です。

彼らによれば、朝日が昇る時の光を浴びることによって、体の生理作用が活発になり始めます。その結果、脳や他の臓器すべてにスイッチが入り、体は完全に眠りから覚めるようになります。

次の**朝酒**は説明するまでもなく、体の働きを抑え込む逆効果をもたらします。よく、お茶がわりに、目覚めの1杯といって酒をあおる人がいますが、これはアルコール依存症になる危険性があり、臓器の代謝に悪影響を及ぼします。

3つ目の**朝湯**ですが、シャワーならともかく、湯船の中にどっぷりと長時間浸かると急激に血圧が上がる可能性があり、とくに高齢者や血圧の高い人にはリスクがあるのです。休日ならいざ知らず、仕事がある日の朝湯で長風呂は、気をつけたほうがいいでしょう。

先人たちは、朝起きられない、朝から酒を飲む、朝からお湯に入る、という生活習慣は仕事に差し支えが多いので「身上を潰す」と言ったのでしょう。実際、医学的な見地からもその正しさが証明されていると言えそうです。

「ちゃんぽん」で飲むと悪酔いする？

結論から言いますと、いろいろなお酒を飲む、つまり俗にちゃんぽんという飲み方に医学的な害があるわけではありません。

日本酒にビール、焼酎、ウイスキーなどをバーや居酒屋で飲んだとしましょう。その結果、飲んだお酒同士が何か化学反応を起こして体に害を与えるという反応は報告されていません。

ただ、日本酒だけをチビリチビリ飲むのとは違って、いろいろなお酒を口にすると、ついついその味に魅かれて飲み過ぎることが多いとは言えるでしょう。

その結果、体内に入るアルコールの量が増えてしまい、肝臓が処理しきれなくなって、いつまでも酔いが覚めず悪酔いしてしまうのです。

ここで酒類のおおよそのアルコール含有量を下の表で再確認しておきましょう。

このように口あたりのよいお酒を飲んでいるうちに、相当量のアルコールが胃と腸から吸収されることになってしまいます。ちゃんぽんが体に悪いという心配は必要ありません。

飲み過ぎがよくないだけなのです。

- 日本酒（清酒）……15％
- ブランデー……40％
- 焼酎……25％
- ウイスキー……40％
- 泡盛……35％
- ウォッカ……40％
- ビール……5％
- カクテル……混ぜるお酒の種類によって変化
- ワイン……14％

「冷や酒と親の意見は後で効く」

「冷や酒」はのど越しがよく、ついつい飲むピッチが早くなって酒量が増え、アルコールが分解されず体に残るために、酔いが抜けにくくなります。

冷や酒というと、ある知人の悪夢のような人生を思い出します。

彼は、私よりはるかに年上の医師でした。ある大手企業の医務室に勤めていて、人あたりがよく、医療技術と豊富な診療経験をもっていて、社内でもたいへん尊敬されていました。

ただひとつ、彼には大きな欠点がありました。

毎朝、出社する前にウイスキーをグラスで飲み干すという習慣があったことです。しかしお酒に強く、顔色ひとつ変えることなく、お酒の匂いをさせることもなかったために周りのスタッフはまったく気づかなかったようですが、それが彼の健康を少しずつ害するようになりました。

60歳の定年を間近に控えた頃、肝臓病の症状が現れ始め、入院して検査を受けた時には、すでに手遅れの肝硬変になっていました。

ウイスキーにしろ、日本酒にしろ、冷たいお酒はのど越しがよいためについつい量が増えてしまいがちですが、飲み方を間違えると、先輩医師のように命の危険にさらされることがあるのです。

本書で繰り返し訴えているように、お酒は強い自制心を持ってチビリチビリ飲むべきです。

さて、話を戻して、**「親の意見」**ですが、これは冷や酒以上に後で効くことは確かです。

年輪を重ねると、親に説教されたことがよく理解できるようになるものです。まして子供の親になると、余計に親から言われたことがしみじみ胸にこたえる場面に遭遇する場合が多くなります。

時にはかつて聞いた「親の意見」に思いを馳せてみてはどうでしょうか。

「酒に十の徳あり」

これは古くからよく言われてきたことわざですが、いったい先達たちは、お酒にどんな徳があると考えて味わってきたのでしょうか。

①酒は百薬の長
②延命の効あり
③憂いを忘れさせる
④位なくして貴人と交われる
⑤労苦を癒す
⑥万人と和合できる
⑦独居の友となる
⑧寒さをしのぐ

⑨持参に便利
⑩旅行の食となる

こうして十の徳を並べてみると、先人たちは経験的にお酒の効用をよく理解していたことがわかります。

まず、お酒は血流をよくする働きがありますから、寒さをしのいだり、体の保温に役立つことは確かです。

また、旅行で山などに行く時には、チョコレートとウイスキーの小瓶を持参すると、万が一、遭難した時に命を守ることができるとよく言われます。

次に、お酒の最も大きな効能と言えば、憂さを晴らす力がある点でしょうか。

現代社会は管理社会とも言われ、常にストレスに晒《さら》されています。お酒はそのストレスを発散し、疲れた神経を癒してくれます。また、酔いは、アルコールの軽い麻酔作用によって起こりますから、心や体の苦痛を和らげるためにも役立ちます。

このようにお酒は、上手に付き合えさえすれば、終生我々の命を守り、人生を豊かにしてくれると考えていいでしょう。

「回し飲み」は寿命を詰める

宴席などで、酒の回し飲みをする光景は今ではほとんど見られなくなりました。

かつては、お銚子を持って上司の前に座り、お酌するのが習わしになっていた時代もありました。上司の盃に酒をつぐと必ず返杯があります。しかし、このように返杯を繰り返していると、上司も自分も適量をはるかに超して飲むことになりますから、1日1合まで、などという医学常識は通らなくなってしまいます。

すでに紹介したように、沖縄の泡盛の正しい飲み方を思い出してください。

「お酒は、自分のペースで飲む」

それが宴会だろうと晩酌だろうと、肝臓をはじめとして、内臓を守るための適切な飲み方なのです。

唯一、回し飲みが許される例外があります。というより、回し飲みでなければ味わえない飲み方があるのです。

北国では寒くなると、気の合った仲間同士で食卓を囲み、カニの甲羅酒を回し飲みすることがあります。

作り方は簡単で、カニを捌いてミソのついた甲羅に熱々にお燗した日本酒を注ぎ込みます。そしてミソの溶け出した甲羅酒を、ひと口ずつ回し飲みします。

冬の北国では微笑ましい光景としてよく見られるのですが、その味は格別で、一度味わったらまた飲みたくなること請け合いです。

でも、断っておきますが、いつもいつも甲羅酒を飲んでいては飲み過ぎは必定です(笑)。年に一度か二度、北国の風物詩を味わえてよかった、という実感を覚えるくらいにしてください。

「風邪と大酒は万病のもと」をバカにしない

風邪は、コクサッキーウイルス、アデノウイルス、コロナウイルスなどのウイルス感染によって起こる病気です。その原因となるウイルスは、１００種類以上あります。軽症のうちに治さないと炎症がどんどん進み、肺炎などを引き起こし、大病の引き金になるのはよく知られている通りです。

お酒もほろ酔い気分になる程度の量を飲んでいるうちはいいのですが、だんだん酒量が増えて体がアルコール漬けのような状態になると、まず最初に肝臓や膵臓がやられるのは前章でもお話しした通りです。

さらに酒量が多くなり、毎日泥酔するような状態になってしまうと、重要な臓器が次々と機能障害を起こし、取り返しのつかない状態に陥ってしまいます。

風邪も飲酒も、早期に自己管理ができるように普段から注意を払わなければなりません。

＊＊＊

私の知人で税理士がいました。とにかくお酒に目がなく、毎日多量に飲んでいました。血圧は常時１６０以上あり、薬を飲み忘れると１９０に及ぶこともしばしばです。そんな状態が20年ほど続いたでしょうか。ある冬の日に、友人たちと銀座で飲んでいて、突然、意識障害に陥りました。たまたま同じ店で飲んでいた医師のグループがその異常に気づき、すぐ応急処置をして救急車を呼びました。

心臓マッサージをしなければならないほどの状態だったといいますから、相当重症だったと思われます。

病院に運ばれて精密検査の結果、脳梗塞を発症していることがわかり、すぐ手当てを受けましたが、歩行障害、言語障害の後遺症が残りました。

脳梗塞の原因はいろいろありますが、79歳になる彼の場合は、心原性《しんげんせい》脳梗塞といって、心臓の血栓が脳に飛び火したことによる脳梗塞でした。その後、闘病生活を余儀なくされましたが、うっ血性心不全を併発し、82歳でこの世を去りました。

すべてはお酒が原因でした。

食生活については周りの者が相当に気を配り注意もしましたが、お酒だけは誰の言うことも聞かず、酒量が多過ぎるのを自覚しながらもやめられなかったようです。

飲酒も度が過ぎると命に関わることを覚えておいてください。

「二日酔いに迎え酒」の大嘘

二日酔いは、前日飲んだお酒の残存アルコールと、そのアルコールの分解過程に発生するアセトアルデヒドという物質の作用によって起こります。

アセトアルデヒドは毒性が強く、お酒を飲んだ後の顔が赤くなる原因のひとつとされ、また、動悸《どうき》、頭痛、吐き気を起こす有害物質です。

まず、胃腸から吸収されたアルコールは肝臓に運ばれ、２つの酵素の働きによって分解されていきます。

ひとつはアルコールをアセトアルデヒドという物質に分解するアルコール脱水素酵素（ＡＤＨ）です。この酵素によって起こる変化が第１段階の化学反応です。

次にアセトアルデヒドは、アセトアルデヒド脱水酵素（ＡＬＤＨ）により分解され、酢酸になります。

それからさらに、炭酸ガスと水に分解されて、肺や腎臓から体外に放出されます。

二日酔いの段階では、まだ、この肝臓での化学反応が続いている状態です。

このアルコールや、その分解物質が残っているところへ迎え酒は、アルコールを追加することになってしまいます。これでは、いつまでたってもアルコールが体内から抜けきれませんから、二日酔いどころか三日酔いにもなりかねません。

つまり、**迎え酒は、二日酔いをさらに悪化させるだけ**で治す効果はありません。

なぜ「酔い醒めの水は酒よりうまい」のか

酔ってうたた寝をした後に飲む水は驚くほどおいしいもの。これは酒好きにとっては常識でもあるでしょう。「酔い醒めの水は甘露の味」ということわざもあるほどです。酔いつぶれた後などではとくに水がほしくなるものですが、これはいったいなぜなのでしょうか。

結論から言いますと、**アルコールが体内の水の配分を変えてしまった**からにほかなりません。

人の体には細胞が約37兆個ありますが、その細胞と細胞を取り巻く細胞外液の比率は細胞内液が約3分の2、細胞外液が3分の1ほどのバランスで存在します。ところがアルコールはこの比率を変えてしまい細胞内液を不足させる傾向があります。

酒渇《しゅかつ》という生理現象もあります。これはお酒を飲んだ後に喉が渇くことをいいますが、酔い醒めにしろ、酒渇にしろ体が水を欲しがるのは脱水症を起こしていると考えられるのです。

こうなると、お小水の色も薄くなります。アルコールが抗利尿ホルモンの分泌を抑えてしまうので、体の水分が尿となって出やすくなり、その結果、普通の尿のように塩分やカリウムその他の成分が尿に混入しなくなる結果、尿の色が薄くなると考えられます。細胞の中で水分が不足するとミネラルのバランスが崩れるので、その補正をするために細胞が水分をほしがることになります。

したがって、**飲んだ後の水がおいしく感じるのはいわば「細胞の訴え」**でもあります。しっかり水分を補給してください。

「くだらない」と酒の密なる関係

くだらない話とか、くだらないこと、というとよいイメージはありませんが、〝くだらない〟の意味を知っていますか。

この「くだらない」という言葉が、お酒に由来することはあまり知られていません。かつて、日本文化の中心として発達してきたのは上方《かみがた》と呼ばれる京都や大阪でした。お酒造りも上方に集中していて、「灘《なだ》」や「伏見《ふしみ》」などが、良質なお酒の生産地として有名です。こうした上方で醸造され、江戸に送られてくるお酒は京都が天皇のおられるところだったから（京から下ってくるお酒ということで）、「下《くだ》り酒」と呼びました。

一方、この下り酒に対して、尾張、美濃、さらに江戸川や荒川の水を利用して造られるお酒がありましたが、これは「地廻り酒」と呼ばれていました。どうしてもそれらの酒は下り酒に比べると味が落ちていたそうです。

下り酒は、文禄、慶長期に盛えた大酒問屋の鴻池屋《こうちや》で始められました。この下り酒は、二斗樽を馬の両脇につけて、東海道を江戸へと下ったのです。それが、江戸も中期になると、輸送の方法が船にグレードアップし、菱垣《ひがき》廻船や酒専門の樽廻船がよく使われました。

当時は、今と違って輸送に時間がかかったので、馬にしろ、船にしろ、酒は杉の樽の中でぼちゃぼちゃ揺られて運ばれてきました。ところが、これがお酒の風味を高めるのに役立ったというのだから不思議な話です。遠州灘の荒波にもまれて、輸送される間に樽に使われている杉の香りが移って、酒の風味がいちだんとよくなったのです。

下り酒は、別名を「富士見酒」とも呼びました。摂津国（大阪・兵庫）の池田、伊丹からお酒を船に積み、富士山の見えるところまで漕ぎ出し、戻ってきて売り出したことに由来するとされます。富士見酒は、上等なお酒の異名でもあったのです。

こうして運ばれてきたお酒は江戸でももてはやされました。

そこで江戸の人々は、京都、大阪から下ってこない酒は、うまくない酒、よくない酒という感覚をしだいに持つようになり、「下らねえ」という言葉ができ、いつのまにか定着してしまったようです。

「酒は憂いの玉箒《たまばはき》」

お酒を飲むと、その成分のアルコールが胃や腸から吸収され、血液を介して脳に達します。その結果、まず呼吸や血液循環など生命活動の重要な中枢がある脳幹の網様体《もうようたい》の組織を麻痺させ始めます。

そこからお酒による酔いの第一歩が始まります。

この網様体が麻痺すると、続いて理性の座がある大脳新皮質と呼ばれる部分に麻痺が広がっていきます。その影響で理性の抑制が低下することにより、心配ごとや悩みごとなどがいくらか取り除かれて、気分が爽快になります。

まさに酒は憂いを払ってくれる箒の役目を果たしてくれるというのは、こうした脳の反応によるものなのです。

こんな格言もあります。

「酒三杯は身の薬」

つまり少量のお酒は脳を軽く麻痺してくれるので、ストレスを発散するのに役に立つという意味です。

複雑な現代社会では、社会に出ても家庭に戻っても悩みごとが尽きないでしょう。しかし、お酒がそれらのストレスを発散させる特効薬になることがあります。そうかといって、飲み過ぎては元も子もありませんが。

「酒は詩を釣る、色を釣る」

ここで、お酒を飲んで酩酊する課程を確認しておきましょう。

脳はアルコールによって次のような順序をたどり、変化していきます。


「爽快期」↓「ほろ酔い期」↓「酩酊初期」↓「酩酊期」↓「泥酔期」↓「昏睡期」


「爽快期」や「ほろ酔い期」のうちは、短歌や俳句や詩なども生まれてくる余裕があります。少々、理性の座が麻痺するくらいだと佳い詩ができるのかもしれません。

さらに酔いが進むと、物の道理がわからなくなり、判断力が低下。大脳の辺縁系と呼ばれる性欲などの中枢がある古皮質のほうが頭を持ち上げてきます。

その結果「色を釣る」という本能が眼を覚ましてくるのです。

もっとも、それも一時のことで、さらに酔いが進むと古皮質も麻痺しますから、その厄介な色気も消えてしまうことになります。
つまり、医学的には、お酒と色気は両立しないものなのです。

「酒に別腸」はない

「お酒には酒の入る別の腸がある。酒量の多少は身体の大小には関係しない」「酒に別腸《べっちょう》あり」を『日本国語大辞典』で調べると、こんな解説を目にします。辞書にあるくらいですから、そうとう昔から言われてきたのかもしれませんが、お酒好きには誠に都合のよい格言と言えるかもしれません。

ここまで読まれた方ならおわかりでしょう。これは医学的にかなり誤解がある表現です。

アルコールは胃から20％が吸収され、血液で脳やその他の臓器に運ばれることは既に説明したとおりです。腸からは残りの約80％が吸収されます。そのアルコールは肝臓に運ばれて分解処理されます。

この化学反応はお酒を飲むすべての人の肝臓で同じように行われますが、大酒飲みだからと言っていくらでもお酒が入る別腸が存在するわけではありません。

身体が大きい人は、小さな身体の人に比べて酒に強い、という話はよく耳にすると思いますが、力士などの飲みっぷりを見て、そう思う人がいるのではないかと思います。

実際には、**酔いは血中濃度に支配**されています。いくらお酒に強いように見えてもこのアルコールの血中濃度が急激に高まると、どんな人でも泥酔をし、また急性のアルコール中毒を起こす危険があります。

お酒を不老長寿の友にするためには、この別腸がある、という言葉は横において、日本酒換算で、１日１合のアルコールで打ち止めにするのが懸命です。

「酒は飲んでも飲まれるな」

「花は半開、酒はほろ酔い」という言葉があるように、何事も節度をもって生きることが長生きのコツです。

そもそも、人はなぜお酒を飲むようになったのでしょうか。おそらく太古の時代、自然発酵したアルコールを最初に口にして酔いを覚えた人々は、驚きと同時に、その素晴らしい効能に小躍りして歓び、やがて病みつきになったに違いありません。そう考えると、**人類とお酒は、宿命的な関係にある**と言えないでしょうか。

お酒の効用の第1は、憂さを晴らす、つまりストレスを払拭することにあると思います。それはアルコールの脳に対する最大の貢献かもしれません。それによって人類は天変地異や他の生物との生存競争に打ち克つ精神力を養ってきた側面があると私は思います。

原始時代の人類によって、他の動物と変わらない裸同然の暮らしをしている中で、お酒は、血液循環を豊かにし、寒い時には身体を芯から温めてくれたことでしょう。

この2大効能が我々の祖先を約600万年の間この地球上で生存を可能にしてきたとも言えます。

お酒は節度をもって付き合いさえすれば、これほど健康に味方する飲みものはないと思います。問題となるのはあくまでお酒に溺れることなのです。

糖尿病には辛口のウイスキー？

まだ治療法や食餌療法が確立されていない時代のことですが、「糖尿病の人の食事を制限し、辛口の度数の高い酒を与えると効果的」という文献が残っています。しかし、今では糖尿病の人にはお酒を控えるようにアドバイスするのが普通になりました。

第１の理由はアルコールはカロリーが高く、食事制限をしなければならない糖尿病にはよくないからです。

アルコールは１グラムで約７キロカロリーの熱を発生します。それに比べて糖質とタンパク質は４キロカロリー、脂肪は９キロカロリーの熱量です。このように３大栄養素と比較しても、お酒の熱量は相当なものです。例えば、ウォッカ40度をグラスで３杯飲んだ場合、その熱量は２００キロカロリーになります。これは大きいおにぎりなら１個に匹敵します。

これではカロリーの摂りすぎで糖尿病の治療にはなりません。

原則として血糖値が高く、HbA1c（ヘモグロビン・エーワンシー……赤血球中のヘモグロビンと糖が結合している割合）の値も高い場合には、まず血糖値を下げてから、お酒はどうするか考えるようにしなければなりません。

ナイトキャップは病気のもと？

ナイトキャップとは寝酒のことです。欧米から伝えられた習慣だと思われますが、なかなか眠りにつけそうもない時、あるいは恋人や夫婦とベッドを共にする時に飲むお酒だと思えばよいでしょう。

ナイトキャップは甘めのカクテルが主流です。その作り方はブランデー、オレンジキュラソー、アニゼット、卵黄などをシェイクして作ります。今ではさまざまなカクテルが缶ビールと同じように手に入るので、手軽にすませる人も多いかもしれませんが、それでは味気ないという向きには、ブランデーを小さなグラス2分の1くらいがいいと思います。ベッドに入ると眠りがやって来る導火線になることがあります。ただ、寝酒は酒量が問題です。**飲んですぐ意識が遠のくような飲み方はやめてください**。そのような飲み方が逆流性食道炎や誤嚥性肺炎の原因になることもあるからです。

そのかすれた声は酒のせい？

50代、60代の女性で声が太く、ほとんど高音が出せない女性がいます。患者さんでそうした女性に元気な頃の暮らしぶりを尋ねてみると、例外なく深酒と縁が切れない生活が続いていたことがわかります。

毎日強い酒を浴びるように飲んで、その声帯の発声に関わる重要な筋肉がアルコールのために炎症を起こし、中には筋肉の凝固を起こしている人もいます。

ここまで症状が進行すると声は回復しません。女性のダミ声と男のような太い声は、聞いていてもあまり気分のよいものではありません。この状態にヘビースモーカーという習慣が加わると、ほぼ声帯は絶望的な状態に陥ります。

もうひとつ近頃増えているのは、キッチンドリンカーで声帯や肝臓の障害を起こしている女性です。毎晩、夫の帰りが遅い、あるいはひとり暮らしで夜の外出もままならない、長く続いたコロナ禍では、こうしたパンデミックの影響による女性のひとり酒が増えていました。

張りのある声を保つためにも、お酒に溺れない生活を心がけたいものです。

「一杯は人、酒を飲む　二杯は酒、酒を飲む　三杯は酒、人を飲む」

お酒と人の欲望を実に上手に表現した格言です。

少量のお酒は飲む人に幸福感を与えますが、酔いが進むといつの間にかお酒に支配されるようになり、最後は主客転倒して、完全にお酒に主導権を握られてしまいます。こうした飲み方を続けていたら100歳長寿など夢のまた夢。やはりお酒は、「人、酒を飲む」という作法通り、マイペースで飲むべきです。

支配されるようになると、健康どころか命までも失う大きなリスクを抱えることになる。このことを、肝に銘じてお酒と付き合っていかなければなりません。

飼い馴らしたペットのように、慈しみながら手の平であやすようにお酒を飲むことができるように、シン・大人の飲み方をぜひ身につけてください。

「酒は熱燗、肴は刺身」とは言うけれど

古くから、「酒は熱燗、肴は刺身」と言われてきました。先人たちは酒肴は刺身のような動物性タンパク質が適していることを、味覚の上だけではなく、健康維持のためにも知っていたのです。

大豆製品の豆腐や湯葉などの植物性タンパク質も捨てたものではありません。

酒好きにとって何よりも大切なことは、胃腸の粘膜をアルコールで傷つけないようにすることです。**粘膜を保護しながら飲むためには、脂肪分の多い魚や肉などの動物性タンパク質が適しています。**

タンパク質や脂肪の薄い膜を胃腸に張り、アルコールの直撃を避け、なおかつアルコールの吸収をまろやかにするためにも魚や肉を肴に選ぶとよいでしょう。

「酒なくて何の己が桜かな」

有名なお酒の格言です。

花見をする時にお酒がなければつまらない、楽しくない、という単純な意味です。2020年から始まった新型コロナウイルス感染のパンデミックもあって、これほど酒好きの人にとって身に染みる言葉はないかもしれません。

年に一度や二度、仲間と集まって花をめでながら、お酒を飲み、談笑する。あるいは、カラオケなどで皆で声を合わせて歌う。それはストレス発散だけではなく、人間関係を豊かにしていたのだということを思い知らされたのではないでしょうか。

人がこの世で生きていくために与えられた本能は、食欲、性欲、それに集団欲の3つです。このうち集団欲は、他の動物に負けないくらい人間は相当に強いのではないかと思われます。

よく、「人はひとりでは生きていけない」と言いますが、まさにその通りです。ずっとひとりでいると孤独のさみしさがひしひしと身に迫ってきます。

哲学者の三木清《みききよし》は、**「孤独は山にはなく、街の中にある」**と言いました。ひとりで山に閉じこもっている時よりも、群衆の中で自分ひとりだけ取り残されることほど辛いことはない、という意味です。

いい意味で孤独を離れるためには、お酒はまさに、救世主になる場合があるのです。

「ビールは太る」は本当か？

ビール腹という言葉があります。つまりビールを飲むと太るから、肥満対策のためにも他の種類の酒を飲んだほうがいい、と言う人もいます。しかし、お酒を飲んで太るのは、ビールに限った話ではありません。

どんなお酒もカロリーを持っていますから、多量に飲めば、それが脂肪などに置き換わって太る原因になります。ビールは口あたりがよいので、うっかりすると相当量を気づかずに飲んでしまうようになります。

ビールの場合、アルコール分5％のうち約2％は、アルコールが体から尿や呼気として外に放出されるのですが、残りのアルコール分3％は肝臓に運ばれて分解されます。しかしビールの量が多くなると、処理しきれなくなったアルコールは脂肪に変わり、肝臓だけではなく脂肪として貯えられるようになります。これがビール腹になる原因です。

では、どうすれば肥満を防ぐことができるかですが、若い人はビールを飲んだあと、運動することを習慣づけるとビール腹にならずにすみます。

そうは言っても、一杯やった後での運動は気が滅入るでしょう。駅から自宅まで帰宅する時は電車を使わずに歩く区間をつくるとか、あるいは、ジョギングで汗を流す、といった軽運動でエネルギーを使うと太りませんし、腹が出てくることも防げます。

また、食事の摂り方でもビール腹は防げます。宴席に出かける前に、軽く食事をとって出かけて、ビールのジョッキなどを口に運ぶ頻度を少なくすると、余計なカロリーを体内に取り入れないようにできます。「そんなこと知ってるよ」と言うなかれ。結局は普段からの心がけ次第なのです。

お酒を飲んで肥満体になるのは、当たり前ですが決してよいことではありません。糖尿病や慢性膵炎、あるいは脂肪肝などの原因になりますから油断大敵です。

「友と酒は古いほどよい」

ワインは何年も樽で寝かせたものが好まれます。また味も芳醇になります。すべてのお酒にはそのような傾向があります。

お酒と同じで、友人は古い関係の間柄の人ほど、付き合っていると心が安らぐものです。まさに古い名酒と同じです。

私は北海道の僻地で生まれ育ちましたが、いちばん長く付き合ってきたのは、小学校時代の同級生です。かれこれ70年以上の付き合いになります。ただ、86歳も過ぎれば残念ながらひとり、ふたりと欠けていくのは致し方ありません。

そんな古い友人たちと久しぶりに顔を合わせると、一瞬のうちに少年時代に戻っていきます。利害関係がありませんから、心の友として、安心して付き合えます。楽しかったことや、辛かったことなど、実によく覚えていて話がはずむものです。お互いに呼び合っていた仇名まで飛び出しますから、これほど気心の知れた友はいません。私はこれを「心友《しんゆう》」と思い、今でも大切にしています。

友だけではありません。古女房も古いお酒と同じように、年輪を重ねるたびに存在感を増していきます。信頼関係は簡単に生まれ育つものではありません。長い時間をかけてこそ、お互いに心が通い合うようになるものでしょう。

古い友人は、酒蔵で何年も発酵しつづけた芳醇なお酒のように愛おしく大切な存在です。大切にしていきたいといつも思っています。

「御神酒《おみき》上がらぬ神はない」

これは、酒好きにとってこの上ない応援のメッセージです。

神様もお酒を召し上がるのだから、私たち凡人がお酒を飲んで悪かろうはずがないという意味です。

自然の創造主は、私たちが生きていくのに欠かすことのできないさまざまな特典を与え続けてくれていると私は思います。その最たるものは、やはり、口から入る食べものだと思います。植物性の食べもの、動物性の食べもの、あるいは薬になる鉱物など、生命を守るためのあらゆる成分を提供してくれます。かくいうお酒もそのひとつです。

人類は有史以来、住んでいる土地土地で作られるお酒を楽しんできたに違いありません。そして年に何回か創造主に感謝の気持ちを表わすために、神前に御神酒を供えてきました。その習慣は延々と今でも続いています。

神がお酒を好むかどうかはわかりませんが、そうせずにはいられない感謝の気持ちを、生きている以上、表現したくなるのが人情というものでしょう。

御神酒といえば、私にとって終生忘れることのできない思い出があります。私は中学生の頃から郷里を離れ、勉学のために最後は東京に住むことになってしまいました。そして年に何回か、両親に会うために里帰りを続けてきました。

東京から郷里の知床までは、列車を乗り継いでも2日以上かかりますから、どうしても飛行機のお世話にならなければなりません。後で知ったことですが、大学生の頃から私が帰省するたびに、両親は神棚に御神酒を供えて手を合わせ、息子の無事を祈っていたといいます。

その話を家業の旅館の人たちからそっと教えられて、私は「絶対に、両親より先に召されてはいけない」と思ったものでした。

御神酒はこのように神様だけではなく、親子の切っても切れない絆をしっかりと守ってくれるお酒でもあるのです。

［編集部からのお知らせ］

本書の著者である志賀貢氏は、２０２３年２月20日に逝去されました。謹んで哀悼の意を表します。本書は、志賀氏が２０２２年11月に書き上げた原稿を編集したものです。ご遺族、関係者の意向も踏まえ、遺作として刊行することとしました。

著者略歴

志賀　貢（しが　みつぐ）

北海道生まれ。医学博士、作家。昭和大学医学部大学院博士課程修了。長らく同大学評議員、理事、監事などを歴任。内科医として約 55 年にわたり診療を続け、医療制度に関しても造詣が深い。その傍ら執筆活動を行い、数百冊の作品を上梓。作詞家としても活躍し、美空ひばり『美幌峠』『恋港』などを手がけた。北海道の屈斜路湖畔を望む美幌峠には歌碑が建っている。白衣を身にまとって半世紀以上、医療と文筆の二足の草鞋を履いた内科医として日夜診療の現場に立ってきた。主な著書に『医者のないしょ話』（角川書店）、『まちがい健康学』（毎日新聞社）、『肉を食べて健康にやせる』（光文社）、『大人の健康「新」常識』（ＰＨＰ研究所）、『臨終の七不思議』（幻冬舎）、監修に『図解　眠れなくなるほど面白い病理学の話』（日本文芸社）など多数がある。

86 歳《さい》の酒好き《さけずき》医師《いし》が教《おし》える

最強《さいきょう》の飲《の》み方《かた》・最高《さいこう》の食《た》べ方《かた》

2023 年 5 月 10 日　初版第 1 刷発行

著　者　　志賀　貢

発行者　　小山 隆之

発行所　　**株式会社実務教育出版**

163-8671 東京都新宿区新宿 1-1-12

電話　03-3355-1812(編集)　03-3355-1951(販売)

振替　00160-0-78270

印刷・製本　　図書印刷

ISBN978-4-7889-2847-3 C0040